オールセラミック修復のための
プレパレーションガイドライン

PREPARATION
OF
ALL-CERAMIC RESTORATIONS

著　Gerwin Arnetzl & Gerwin V.Arnetzl／監訳　篠原俊介

クインテッセンス出版株式会社　2011

Tokyo, Berlin, Chicago, London, Paris, Barcelona, Istanbul, Milano, São Paulo, Moscow, Prague, Warsaw, New Delhi, Beijing, and Bukarest

Univ.-Prof. Dr. Gerwin Arnetzl
Medical University of Graz
Dental School
Auenbrugger Platz 12
A-8036 Graz, Austria

Phone.: +43 316/ 38 54 734
Fax: +43 316/ 38 53 376
e-mail: gerwin.arnetzl@medunigraz.at

July 2010

All rights, in particular the right of reproduction and converting is reserved to the authors.
in respect of all editorial or picture content as well as the translation.
No part of this publication may be reproduced, stored in a retrieval system, or transmitted,
in any form or by any means, electronic, mechanical, photocopying, recording and/or otherwise,
without the prior written permission of the publishers.

AUTHORS: GERWIN ARNETZL, GERWIN V. ARNETZL © 2010
LAYOUT & DESIGN: HANNA ARNETZL © 2010

1

オールセラミック修復におけるプレパレーションのガイドライン

オールセラミック修復におけるプレパレーションのガイドライン

ギューブ(Güb, 2003)は、プレパレーションによる歯髄のダメージを防止するために、修復象牙質の厚さを少なくとも0.7mm以上とし、歯髄に対して安全な距離を確保することを推奨している(Walter et al., 1984)。

歯髄への熱傷害を避けるために、毎分50mlの十分な水と30℃以下の水温度のもとでプレパレーションを行う必要がある(Hellwig et al., 1999a；Strub et al., 1999)。

咀嚼による破折の危険性を最低限に抑えることができる十分な強度をセラミック(素材)に与えるために、咬合面ならびに軸切端に適切な修復物の厚さが必要である(Banks 1990；Fradeani et al., 1997)。

インレーの咬合面上の窩洞の幅は、咬頭間の1/3の距離で(Joynt et al., 1987；Cotert et al., 2001)、もっともせまくとも2mm以上必要である(Jackson, 1999)。

咬合面の咬頭傾斜に関連して、大臼歯では小臼歯で1.5mm、大臼歯で2.0mm以上あることが推奨されている(Banks, 1990；Fradeani et al., 1997)。その際、すべての周囲での修復物の厚さが得られるように、咬合後の咬合面形態を反映させたプレパレーションが推奨されている。

6°から10°の軸面傾斜角を付与することによって，セラミック修復物の試適が破折することなく行うことが可能になる(Brodbeck & Schärer, 1992 ; Broderson, 1994 ; Fradeani & Barducci, 1996 ; Esquivel-Upshaw et al., 2000).

　　プレパレーションのフィニッシュラインが歯肉縁上に存在することは，接着修復の前提条件としてみなされ，歯周病の予防的な理由から推奨されるべきである(Ottl & Lauer, 1996 ; Yatani et al., 1998).

　　そのことによりプレパレーション，印象，接着後のフィニッシュラインの封鎖性の視覚的点検や接着セメントの余剰分の除去を容易に行うことができるようになる(Ottl & Lauer, 1996 ; Yatani et al., 1998).

　　インレーの隣接部の窩洞形成は箱型で，わずかにテーパーをつける．マージン部にはベベルの付与は行わない(Krejci et al., 1992).

　　さらにこの隣接部における窩洞形成は，接着修復後，この部分への研磨等の作業が容易に行うよう，咬合面および頬舌側に開放されているべきである(Banks, 1990).

　　プレパレーションが行われたフィニッシュラインは，理想的には明瞭な窩縁隅角で90°であるべきである(Dumfahrt et al., 1989 ; Jackson & Ferguson, 1990).

オールセラミック修復におけるプレパレーションのガイドライン

ベベルやシャイスカットは、セラミックの破折の危険を増加させるため禁忌とされる(Fradeani & Barducci, 1996).

エナメル質の範囲内のエナメル質とメタル・セラミック・オールセラミックの接着強さを比較にすると、それにより、持続的により小さい辺縁部分の状態が保証されるのである(Broderson, 1994).

プレパレーション形状の軸合、咬合面の鋭利な形状縁に相当する咬合面側側隙をつくるべきである。プレパレーション修復の咬合面上のフィニッシュラインは、咬合接触点の部分は、避けるべきである(Broderson, 1994; Dietschi & Spreafico, 1997; Yatani et al., 1998).

セラミックス修復の機械的応答および非機械的応答において、修復材の厚さは少なくとも1.5mm以上必要とされる(Dietschi & Spreafico, 1997).

オールセラミック修復の耐久性を向上させるプレパレーションを行うためには，以下の事項に関する要件を満たさなければならない(詳細は次章参照).

1．歯牙

2．セラミック

3．付随する要件(インスツルメント，テクニックなど)

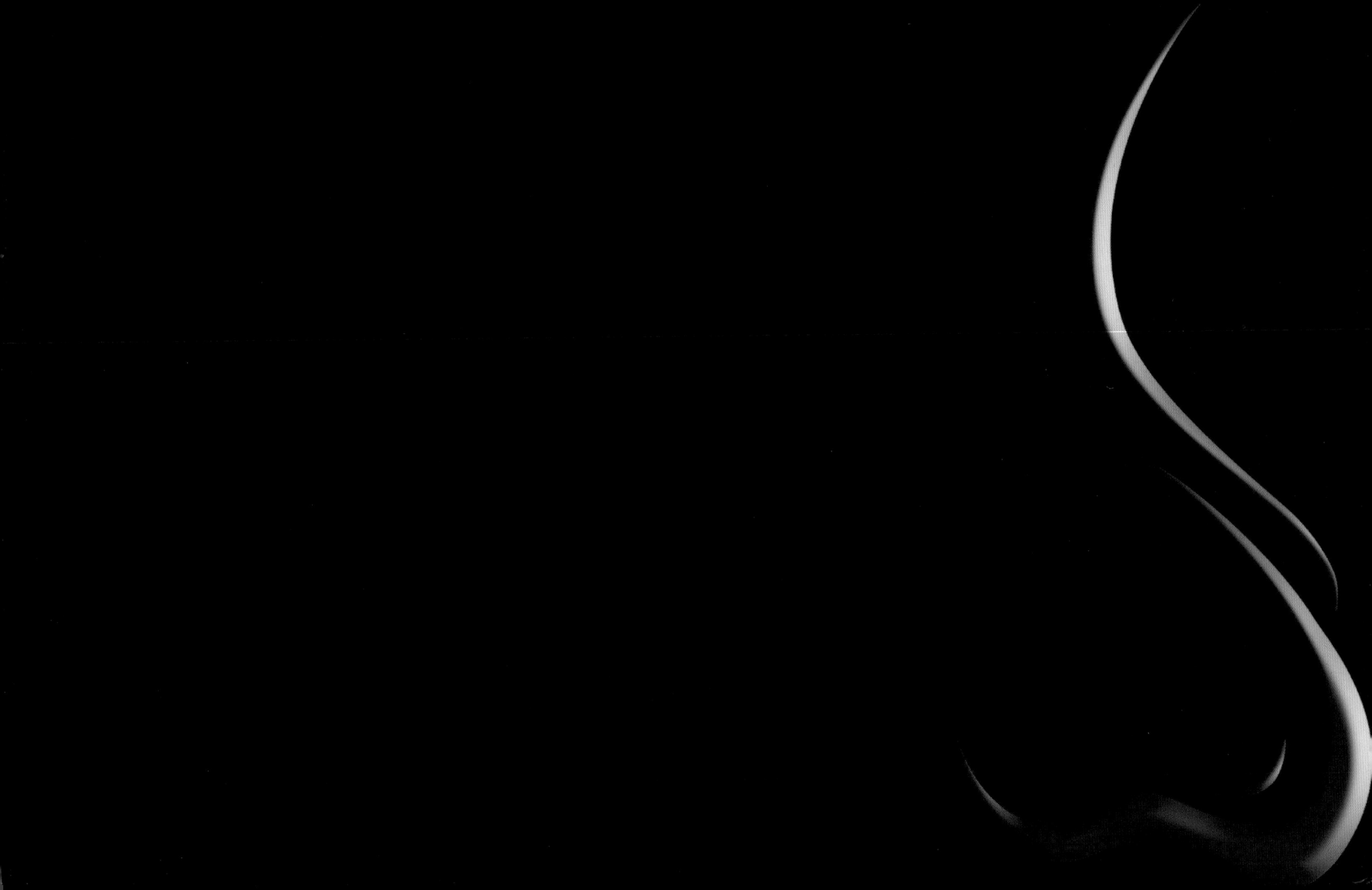

2

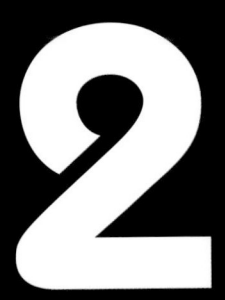

歯牙の構造に求められる要件

歯牙の構造から求められること

基本要件は歯周組織の維持と、エナメル質の特徴を考慮して接着性を最大限に引き出すことである。
最小限の侵襲によるプレパレーションを求められる窩縁は直接象牙質に置かれる。
また、オールセラミックス修復のためのプレパレーションは、コスト、機能、リスクを種類的に分析した上で、審美への洞察力を熟慮する上でのものでなくてはならない。

- 窩縁象牙質の直径は最低0.7mm。

- 接着術を利用する際には、築造窩壁の直径は最低2〜2.5mmを必要とする (GüB 2003).

- ゆるやかな曲線を描く凸面底部は、すべてのセラミックスの形状に合致する。つまり、プレパレーションの形態は、最終的な復元を達成するセラミックス修復体素材を容易に挿入するような形状を得るようにする。

- エナメル質は接着結合を考慮して、エナメル質はサポートに依存するのではなく、斜めに切削すべきである。

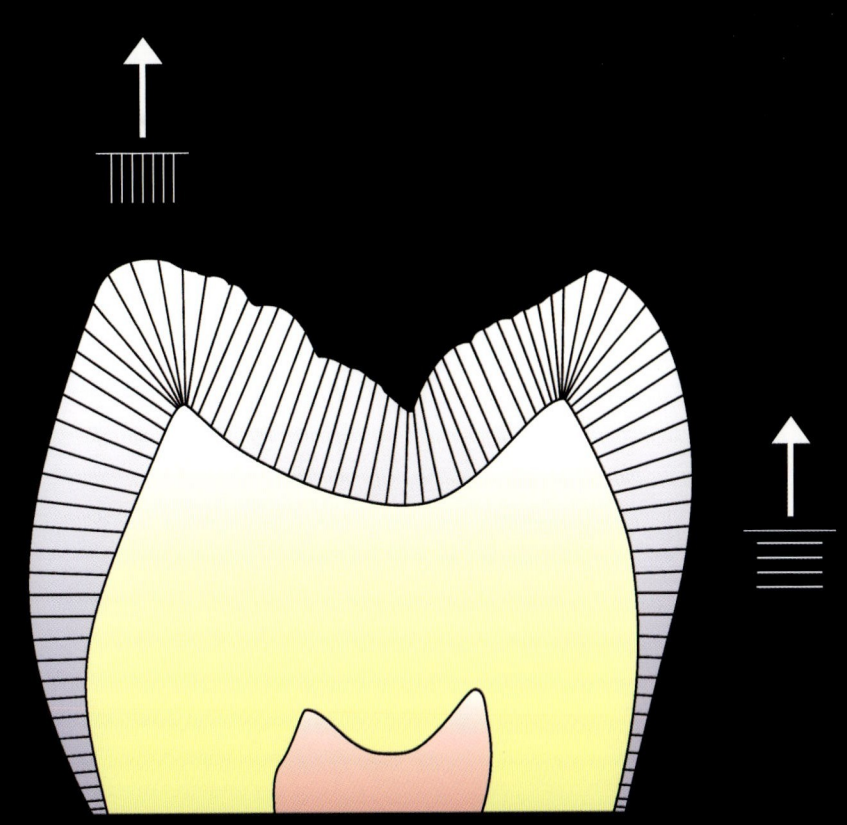

接着修復においては，エナメル小柱は平行にではなく斜めに切断しなければならない（Lutz et al., 1991）．

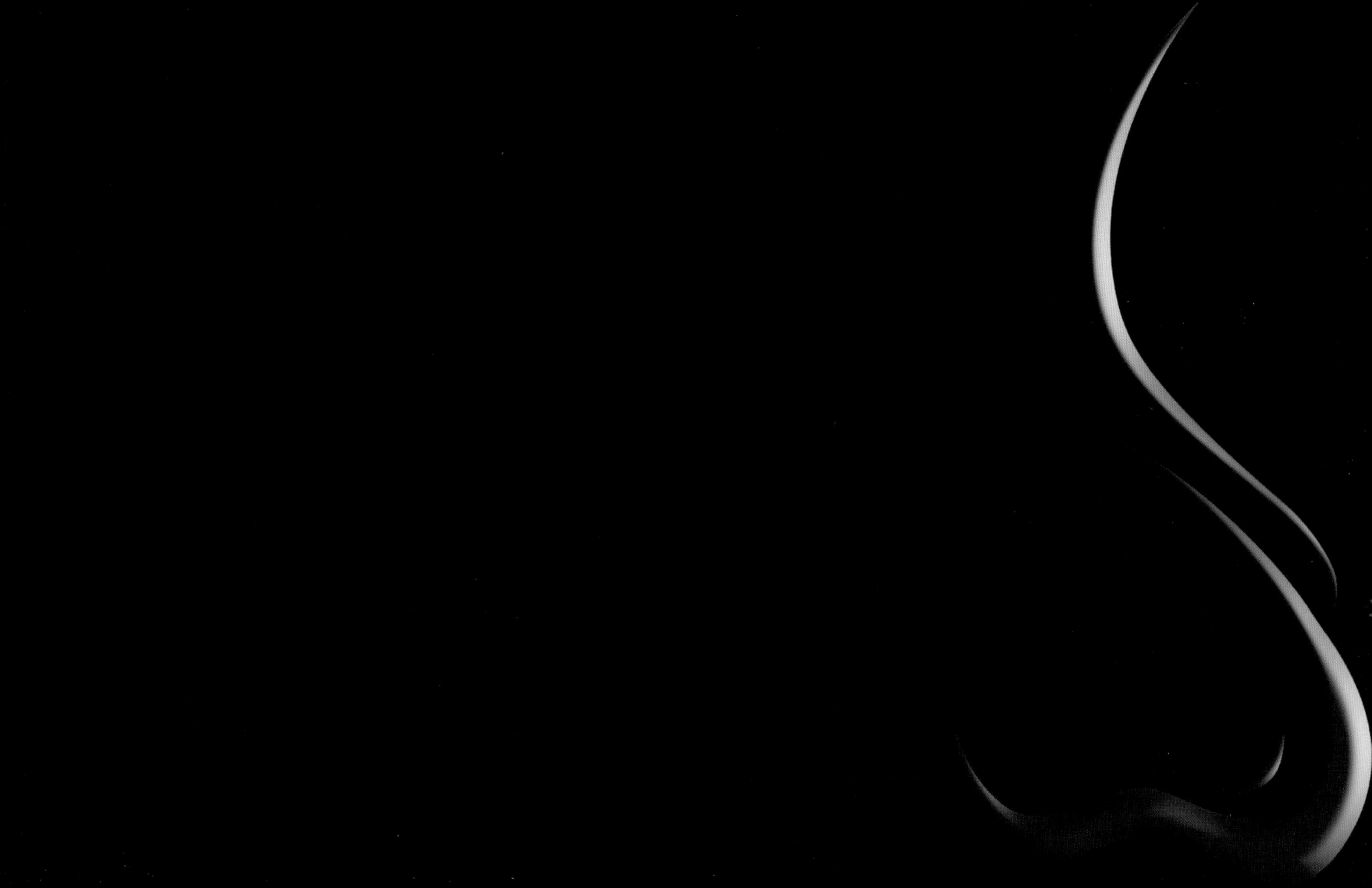

3

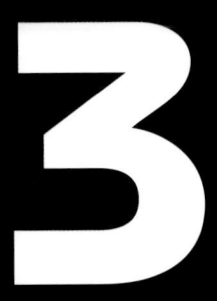

セラミックの構造に求められる要件

セラミックの構造上から求められること

　プレパレーションの形態は，オールセラミックの構造に対する基本要件の観点から，最終的な歯冠を再現するセラミック体が以下の要件を完全に満たすように支台歯形成を行う.
　※[ ]内の数字は右図のエリアをさす

・引張応力は不利に働く：圧縮応力は常に有利に働く[1]

・構造的に引張応力を圧縮応力に変換する[1]

・他の材質(エナメル質，象牙質)と接触する場合，大きな接触面を利用すべきである(点上または線上接触よりも面上接触)

・線角(ノッチ)に生じる応力を可能なかぎり低減する[2]

・窩壁移行部の急激な変化を回避する[3]

・修復物を構成する各部分の形状を単純化する[4]

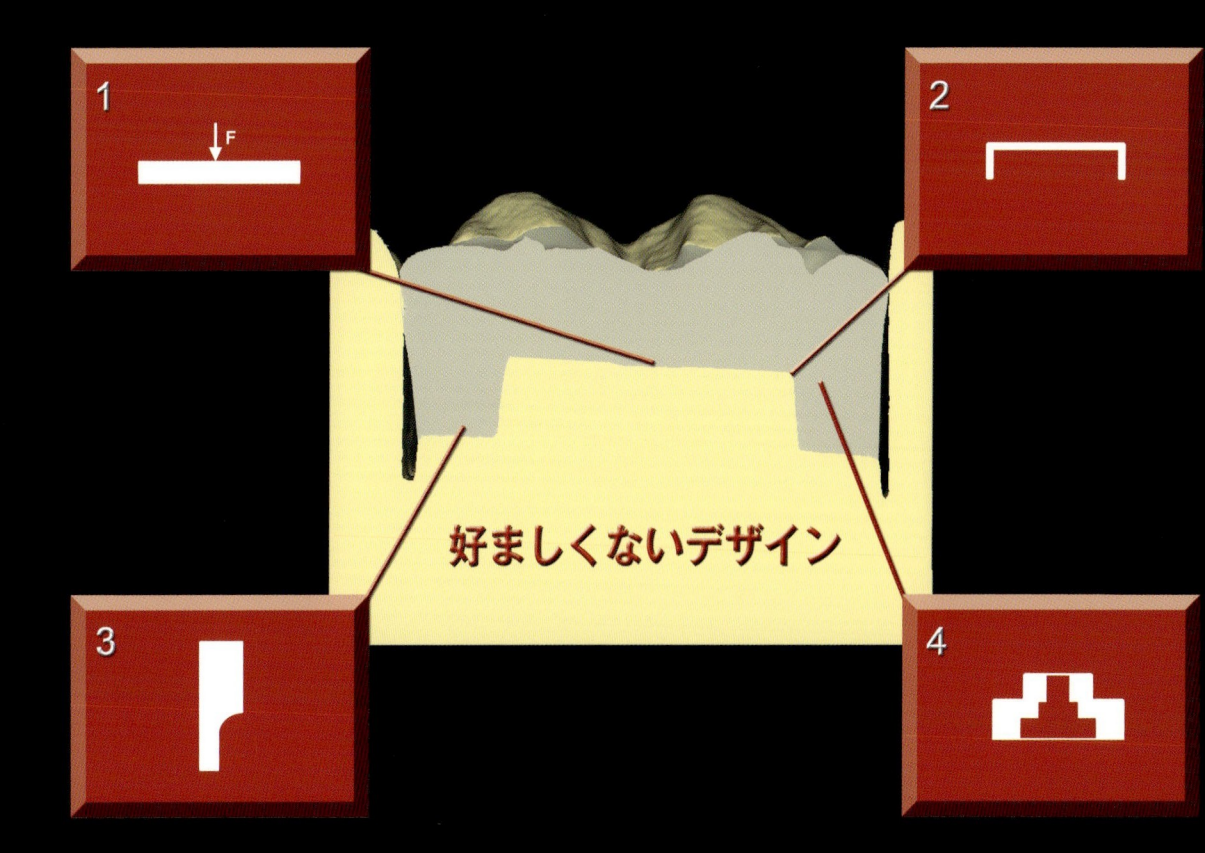

モラミッシュの構造上から求められること

プレパレーションの形態は、オールセラミックの構造に対する基本要件の観点から、最終的な要求を実現するセラミックス体以下の要件を満たすように適正な形態で行う。
※[ ]内の数字は図のエリアを示す

- 圧縮応力は有利に働く：構造上の圧縮応力は常に好ましい[1]
- 構造的に引張応力を圧縮応力に変換する[1]
- 応力のピークを回避する：セラミックの応力ピークは隣接状態より応力集中部分を滑らかに移行させることによって回避可能である[2]
- 急激かつ鋭角になるように注意する[3]
- 修復物を構成する各部分の形状を東維化する[4]

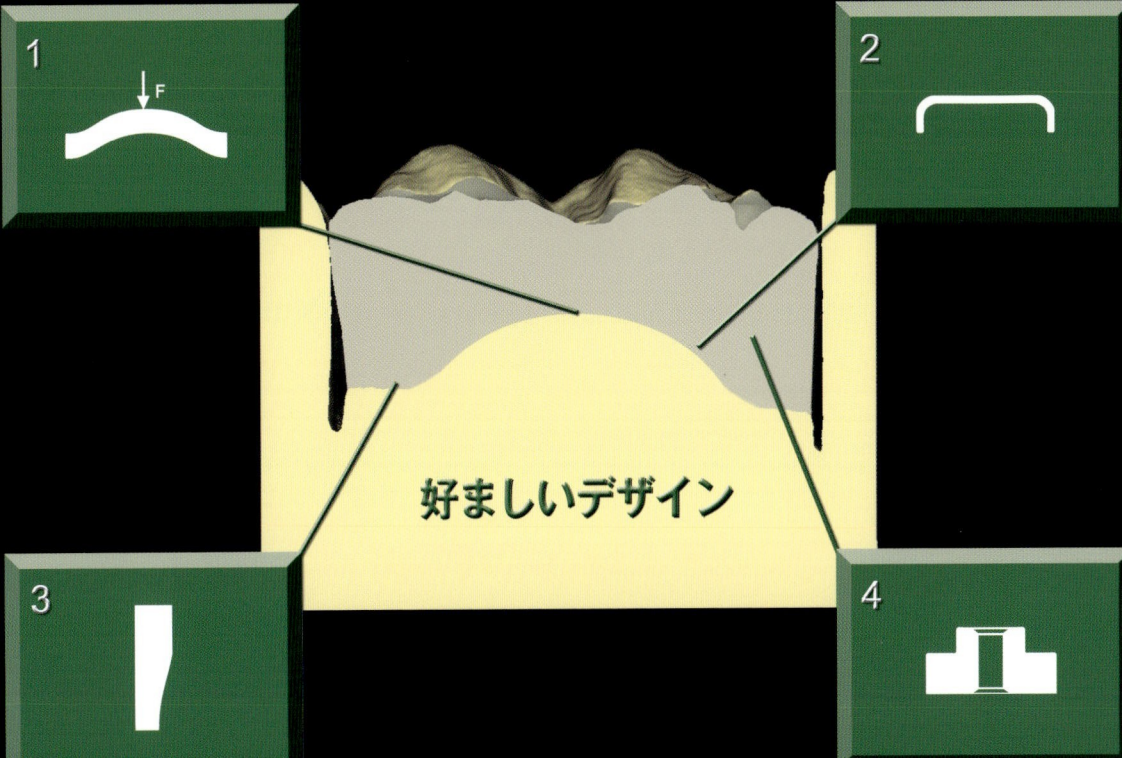

プレパレーションを遅延させるための調整としたランニックの形式

従来型のプレパレーション
従来の分断的なプレーの分岐形成法の縮約、応諾権者の取得、各国のジェルダー形成は、すべてランニックに先判的な連番を持つ。

・電磁の移行組の全統計的な変化

・複雑な原語の(軸面)形状

・応座(判断部)にもとづらない進り応す

・神身の応す準中

・敵緩者におげる応す準中

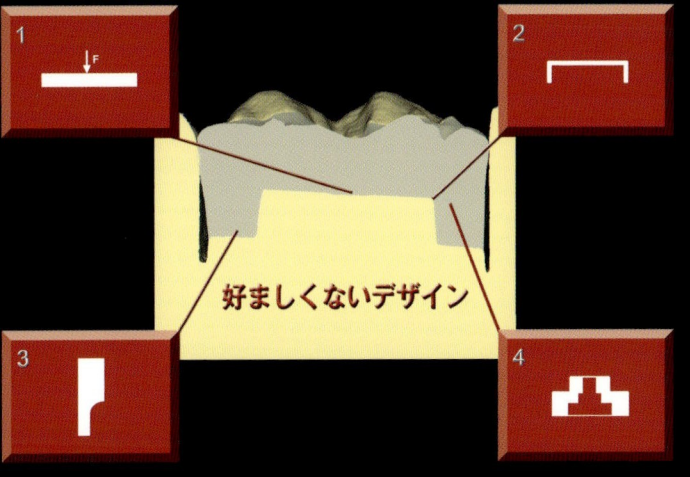

好ましくないデザイン

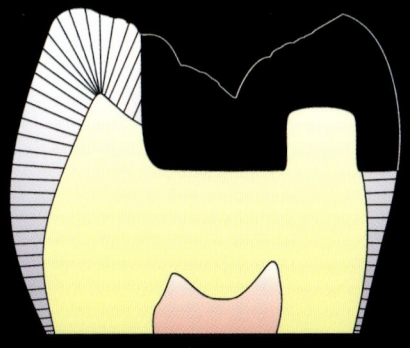 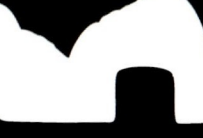

21

プレパレーションを決定するための論拠となるセラミック体の形状

従来型のプレパレーション
　箱型支台歯形成およびショルダー形成は不利なセラミックデザインとなる.

平坦な窩底部をともなうプレパレーション
　引張応力を発生させてしまう理想的ではないセラミックデザインになってしまい，また歯質を保存するものとはならない.

円滑なプレパレーション
　セラミック体の形状としては理想的で，歯質は保存できるが，平行に切断されたエナメル小柱は接着結合には不利になる.

セラミック修復にふさわしいプレパレーション
　理想的な形成デザインは，結果的にコンパクトで複雑ではないセラミック体の形状をもたらし，凸面となっている窩底部によって，引張応力が圧縮応力へと変換され，よりよい接着結合がエナメル小柱を斜めに切断することによって得られる.

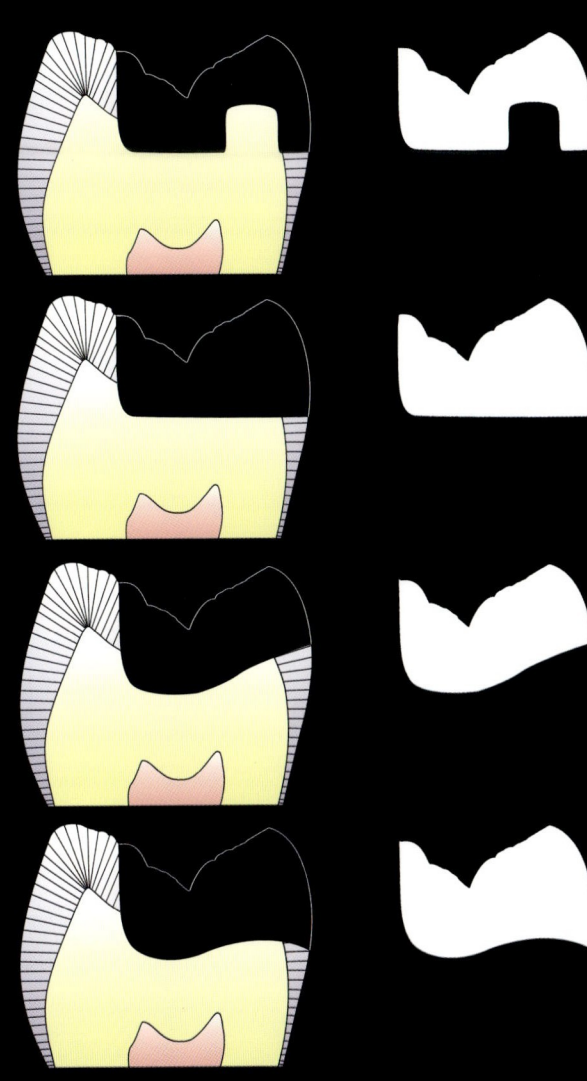

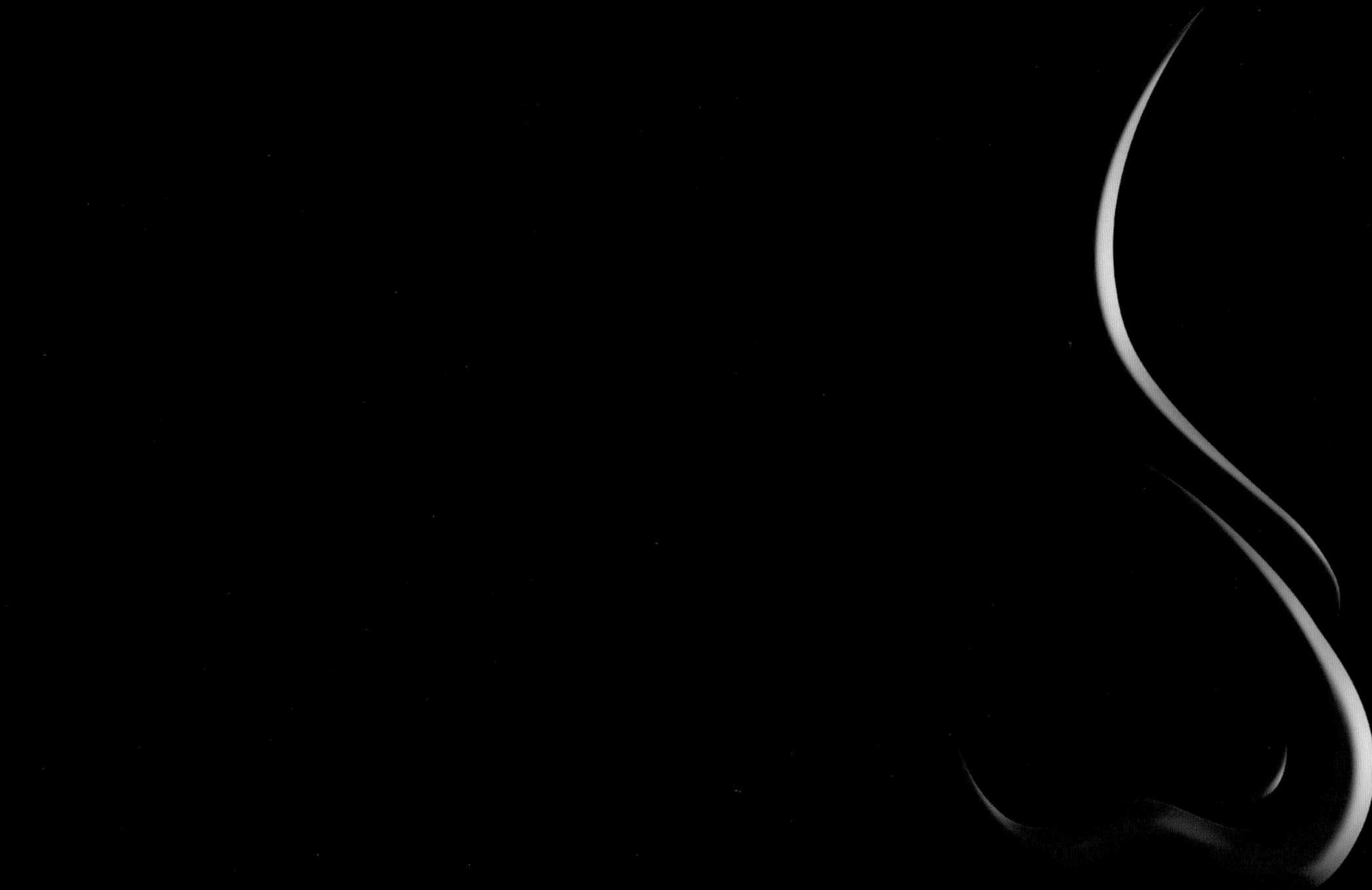

4

付随する要件(インスツルメント,テクニックなど)

インプルメント、プランジャなどに求められる要件

・大きなプレパレーション用に約70μのダイヤモンド粒子を使用
・細かいプレパレーション用に約30μのダイヤモンド粒子を使用
・プレパレーション時の窩小底の深さと幅はその器具によって規定される
・プレパレーションの形状はバーリングツールの形状および直径によって決まる
・接着系材質の層の厚さは、最低限0.7mm
・すべての領域においてゆるやかな曲線を描く移行領分
・ダイヤモンドコーティング部分の定着性（とくに角の移行部分の定期的点検）

なぜセラミックは破折するのか，そしてどのように破折するのか

　オールセラミックの修復物は，通常特定の場所において破折する．インレーの場合，窩洞の線角への応力集中である．この破折モデルはすでに述べられた理由からである．さらにこの部分におけるセラミックの破折が中央裂溝につながることもあり得る．深い裂溝をともなう不適切な裂溝の起伏は，裂溝自体が構造を弱体化させることにつながる．

　この裂溝の最深部がオールセラミックの構造の問題となる部分に位置することが問題である．つまり，セラミック体の中央部の希薄の部分にかかる咬合力は，反対側に引張応力を生み，それが線角への応力集中につながる．

　オールセラミックの修復物に関する古典的なプレパレーションのガイドラインによると，この領域は主として保持形態(赤矢印)の線角の応力集中部にある．この理由から上記を考慮すると，裂溝をどの程度まで強調するとセラミックに不利となるのかが論議されるべきであるかもしれない．

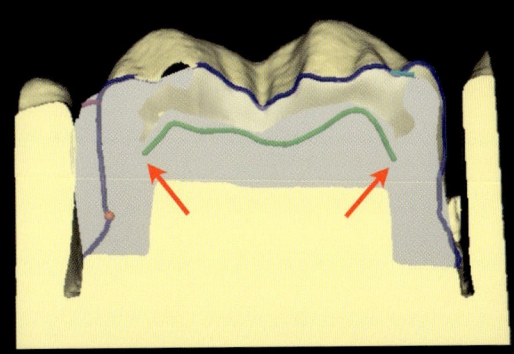 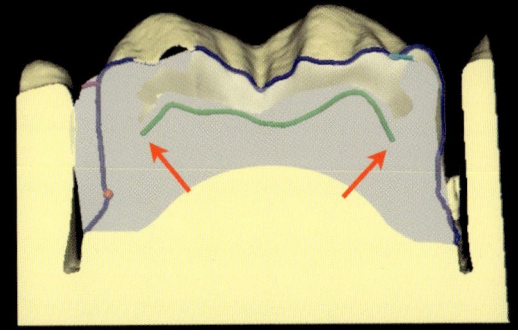

有限要素分析によって得られた見解

有限要素分析はセラミックの破壊強さの限界に近づくときの最大の主要応力が一般的に(principal normal stress)インレーの窩底領域に生じることを示している(p29の図中の矢印).

モデル 1 の従来型インレーにおける最大値は233N/mm^2，これに対しモデル 2 の値は106N/mm^{2}で，荷重に対し統計的にあきらかに有利である.

この有限要素分析の結果は，統計学的分析結果を支持し，インレー構造が引張応力を圧縮応力に変換して，応力集中を回避し，形成面の突然の変化や鋭角な辺縁を避けるべきであるという結論を支持する.

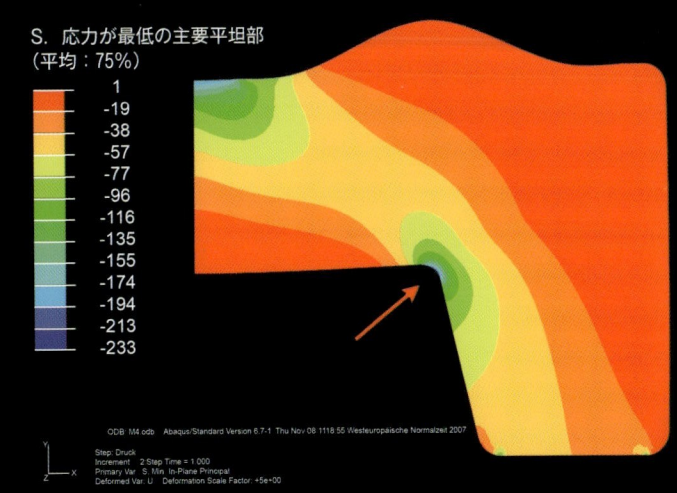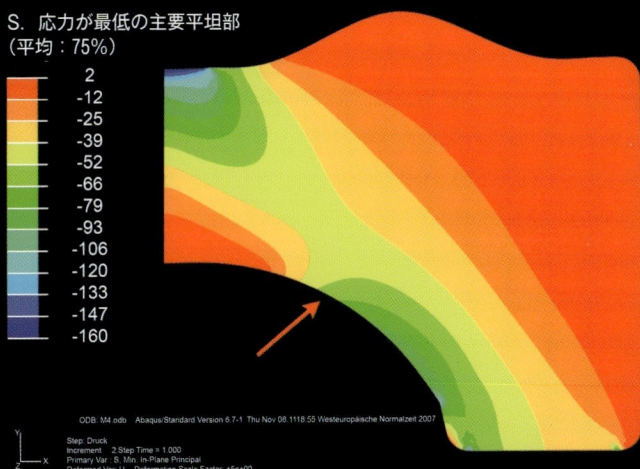

30

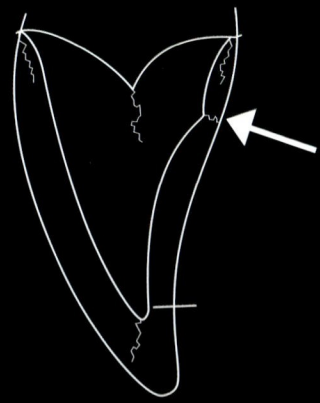

歯を抜くミッケの根尖部は膜状の形状をしているプレパレーション図を意図した維持

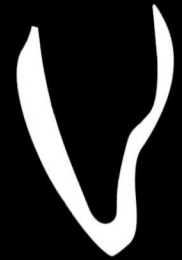 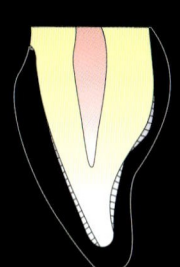 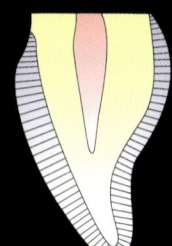

根尖クラック

プレパレーションの形状がミッケラのような形状との調和を図るためのプレパレーション

プレパレーションを決定するための論拠となるセラミック体の形状

前歯クラウン

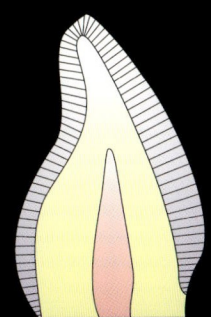
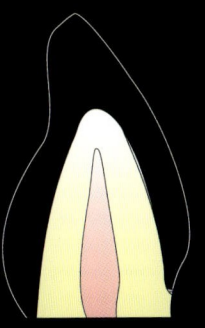
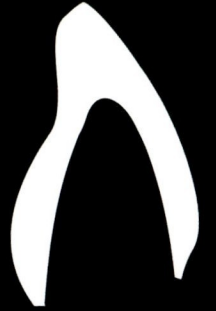

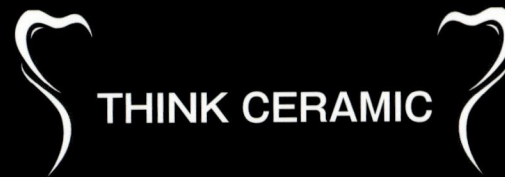

オールセラミッククラウン修復のためのプレパレーション：ラウンドショルダー

12°の円錐

切縁の削除量2.0〜2.5mm

ラウンドショルダー

シャンファー

1.0mmの形成幅

基本的に解剖学的形態に沿ってプレパレーション

内部な形成面移行部分

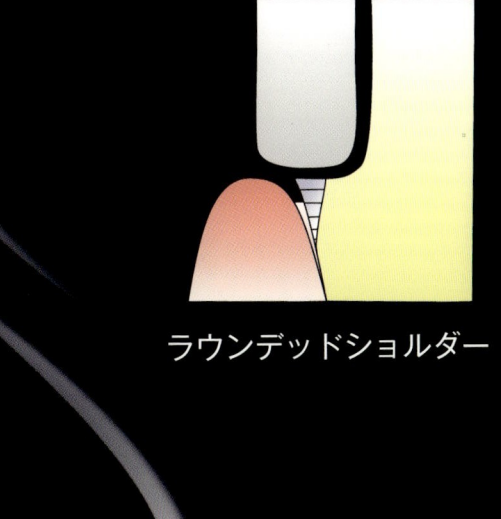
ラウンデッドショルダー

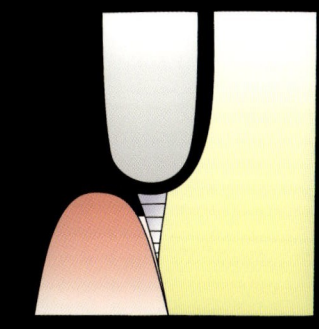
アクセンチュエイテッドシャンファー

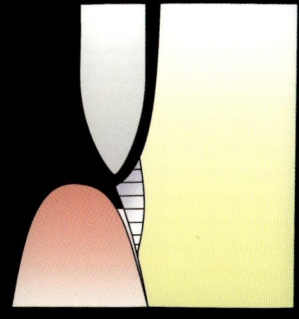
シャンファー

5

≪症例編≫ オールセラミックによる部分修復のためのプレパレーション

オールセラミックによる部分修復のためのプレパレーション
インレー，アンレー，オーバーレイ，ラミネートベニア，部分被覆冠

ゆるやかな曲線を描く移行部分

凸面な窩底部

セラミック層の最低限の厚さ

セラミックに適したプレパレーションデザイン

明瞭に形成したフィニッシュライン

確実な位置づけが可能であること

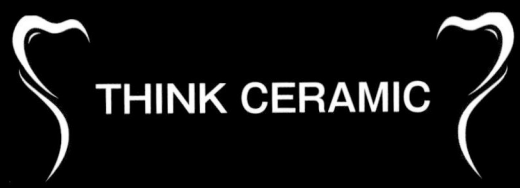

7 ワンランク"エンドウラン"

- バランスホイール（歯内面）の頬側マージン
- 歯肉縁上の口蓋側マージン
- 約12°の開口角度をともなう歯冠 舌側中央のプロパレーション

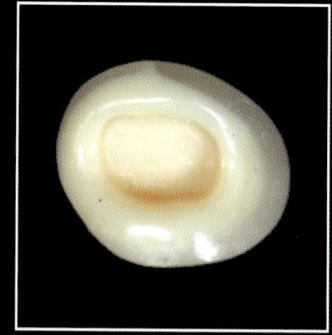
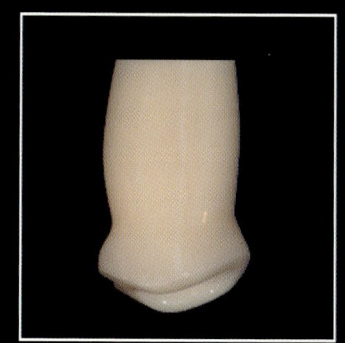
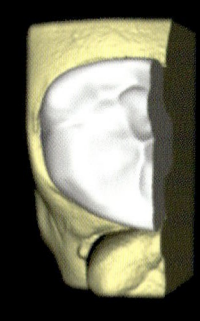
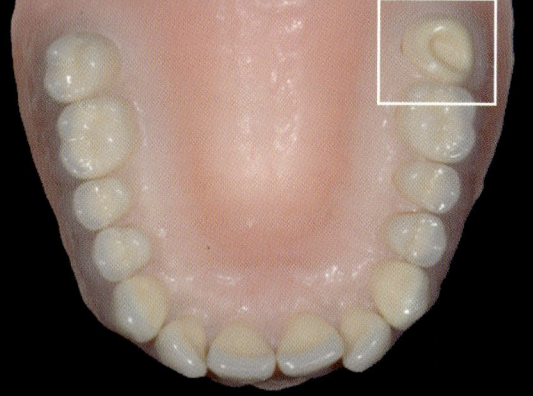
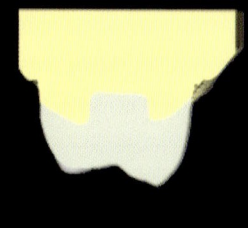
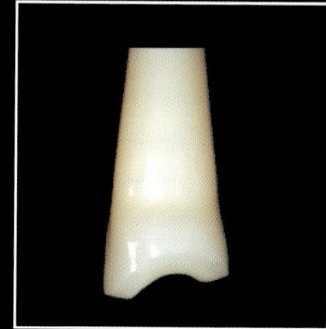
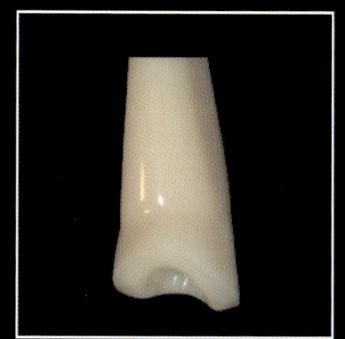

7 クラウン
"エンドクラウン"

　パラマージナル（歯肉縁）のマージンを用いた審美的要求の高い領域（頬側―近心）

　審美的にあまり要求の高くない部分（口蓋側）においては，歯肉縁上に形成することが可能であり，歯周組織に優しいデザインである

　歯髄腔における窩洞形成部から咬合面への移行部分は，この部分における応力を回避するためにゆるやかな円形の移行部になっている

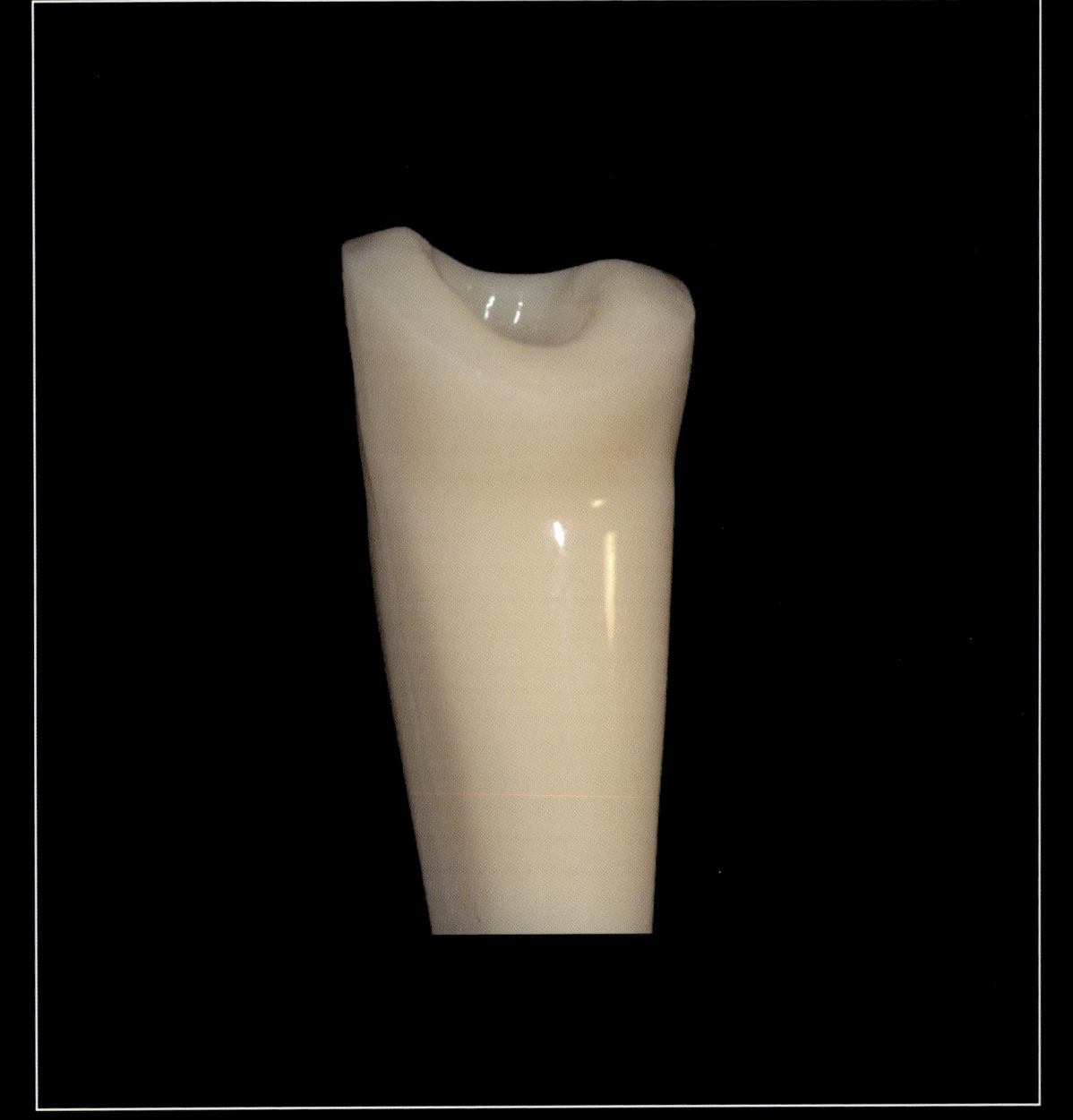

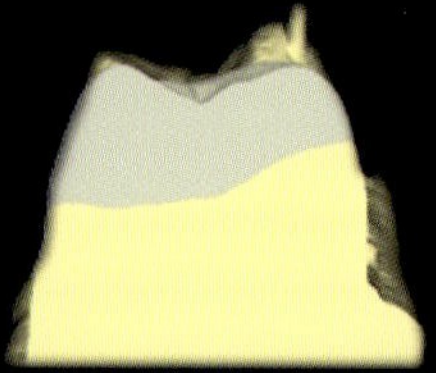

6 オーバーレイ
"咬合面上の ラミネートベニア"

- すべての咬頭を被覆
- 補綴学的歯形態の回復
- 引張応力から圧縮応力への変換を考慮したプレパレーション
- エナメル質範囲の接着シール化 (保持,支持)

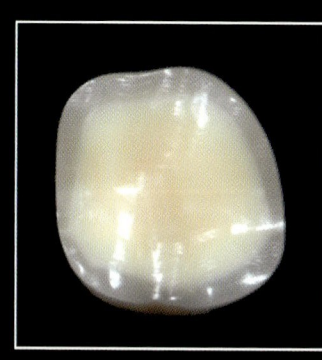
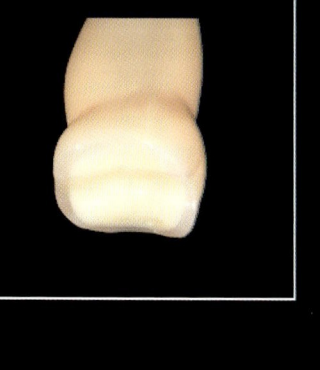
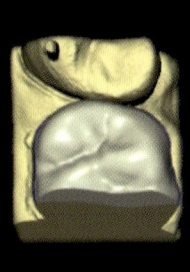
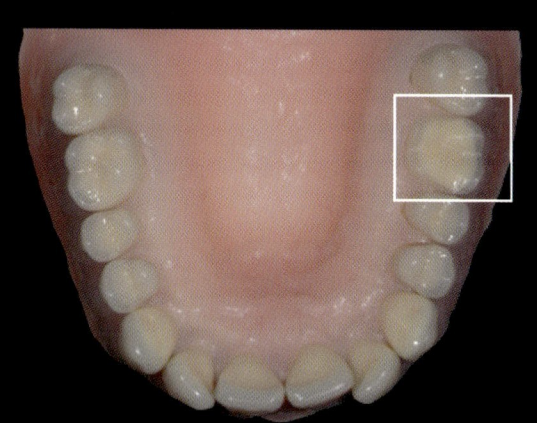
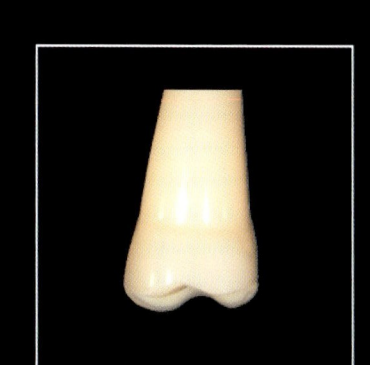
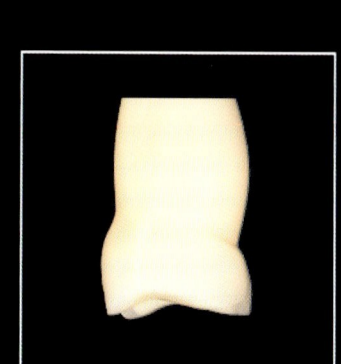

6 オーバーレイ
"咬合面上のラミネートベニア"

箱型支台歯形成を回避し,咬頭領域における流線的で円滑な,凸面的なプレパレーションによる形状は均一的なオールセラミックの製作を可能にする

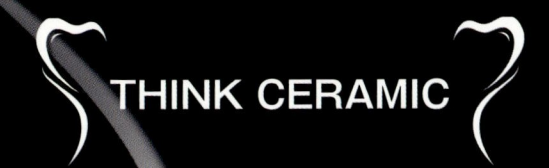

THINK CERAMIC

頬側における天然歯の咬頭形状を模倣したプレパレーションは,修復の結果,色調が100%適合しなくても自然な外観をもたらしてくれる.歯周組織に対して優しく,安全に歯質を保存できる上,クラウンになることを避けることができる

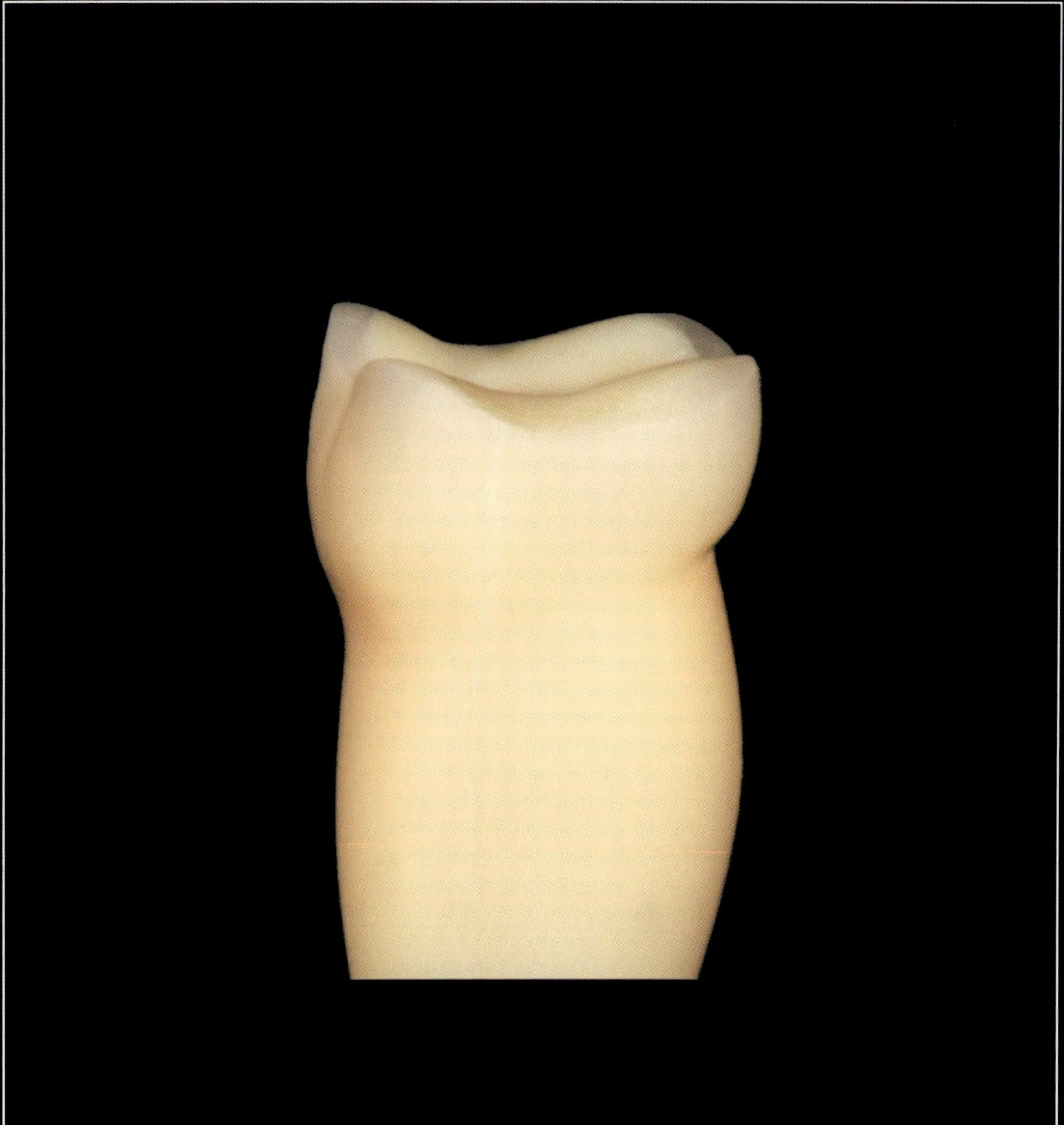

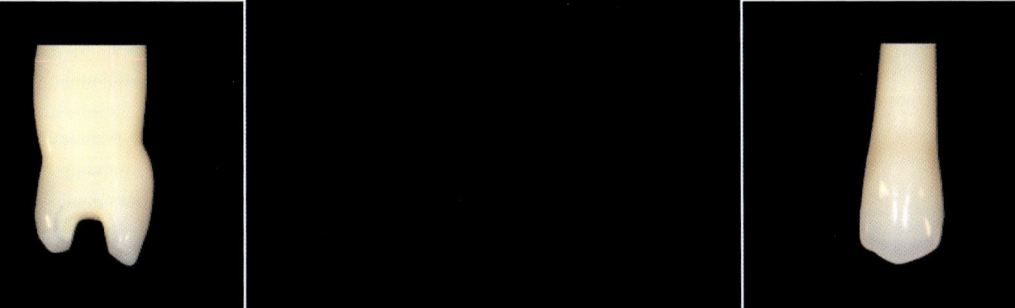

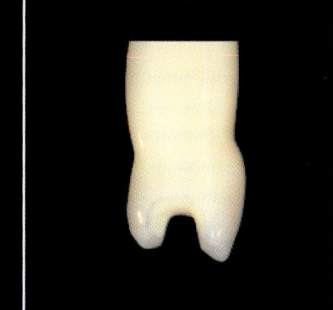

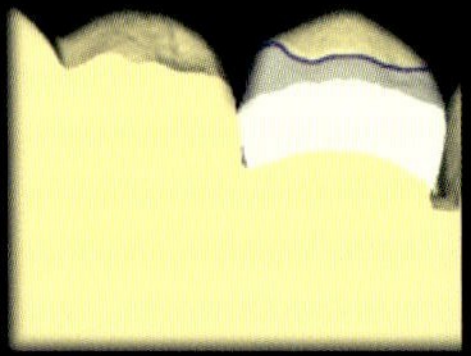

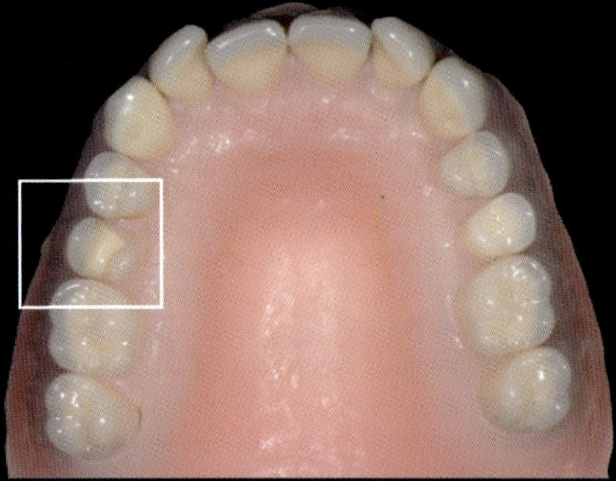

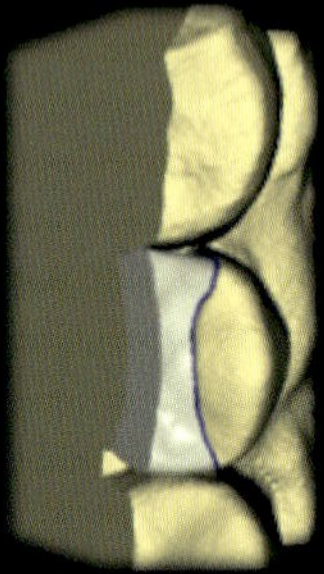

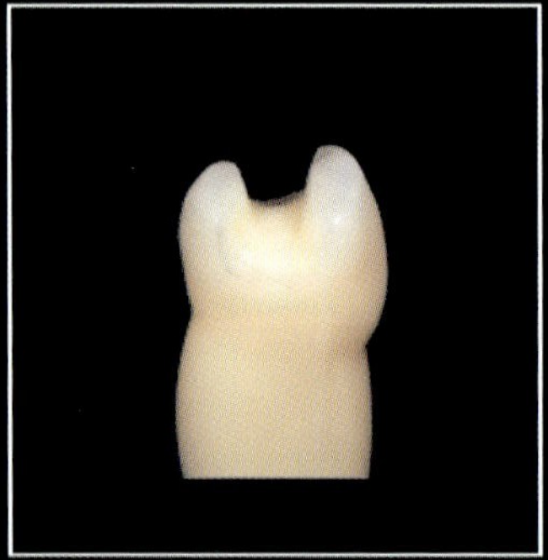

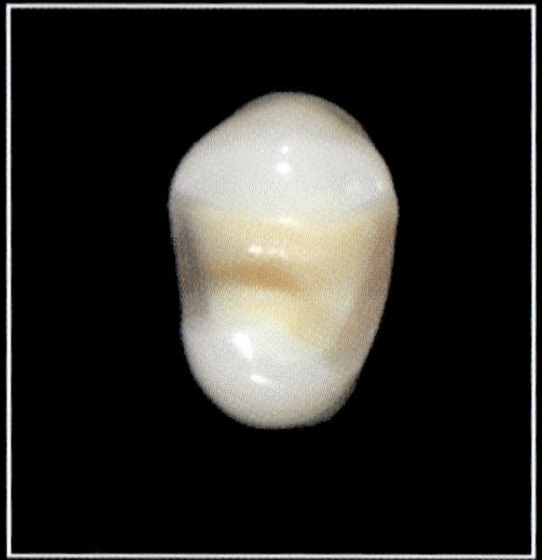

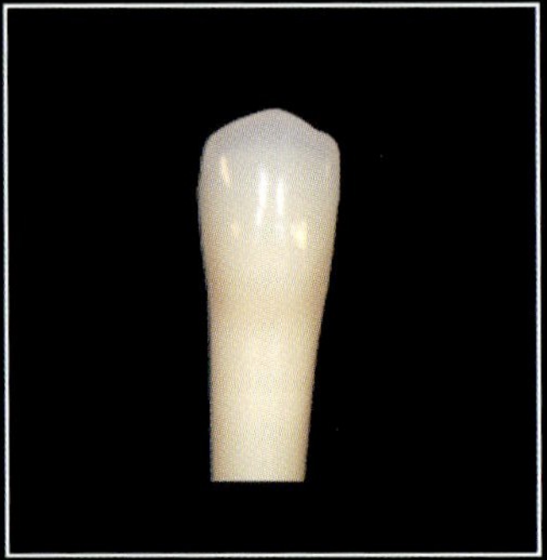

5」 インレー
"MOD インレー"

- 引き応力から圧縮応力への変換を意識したプレパレーション
- 不用意に働く横概周方体の回避
- すべての隅角で光線的でない出隅な移行部分
- 歯髄接近部位の形態変化は起こらない

5 インレー
"MOD インレー"

　裂溝の最深部から1.5mm〜2.0mmの最小限の厚さ

　イスムスにおける最低幅は2.0mm

　プレパレーションの辺縁は中央あるいは外側にかかる過重ピークの領域にあってはならない

　象牙質支持のある残存歯質が最低限2.5mm 必要

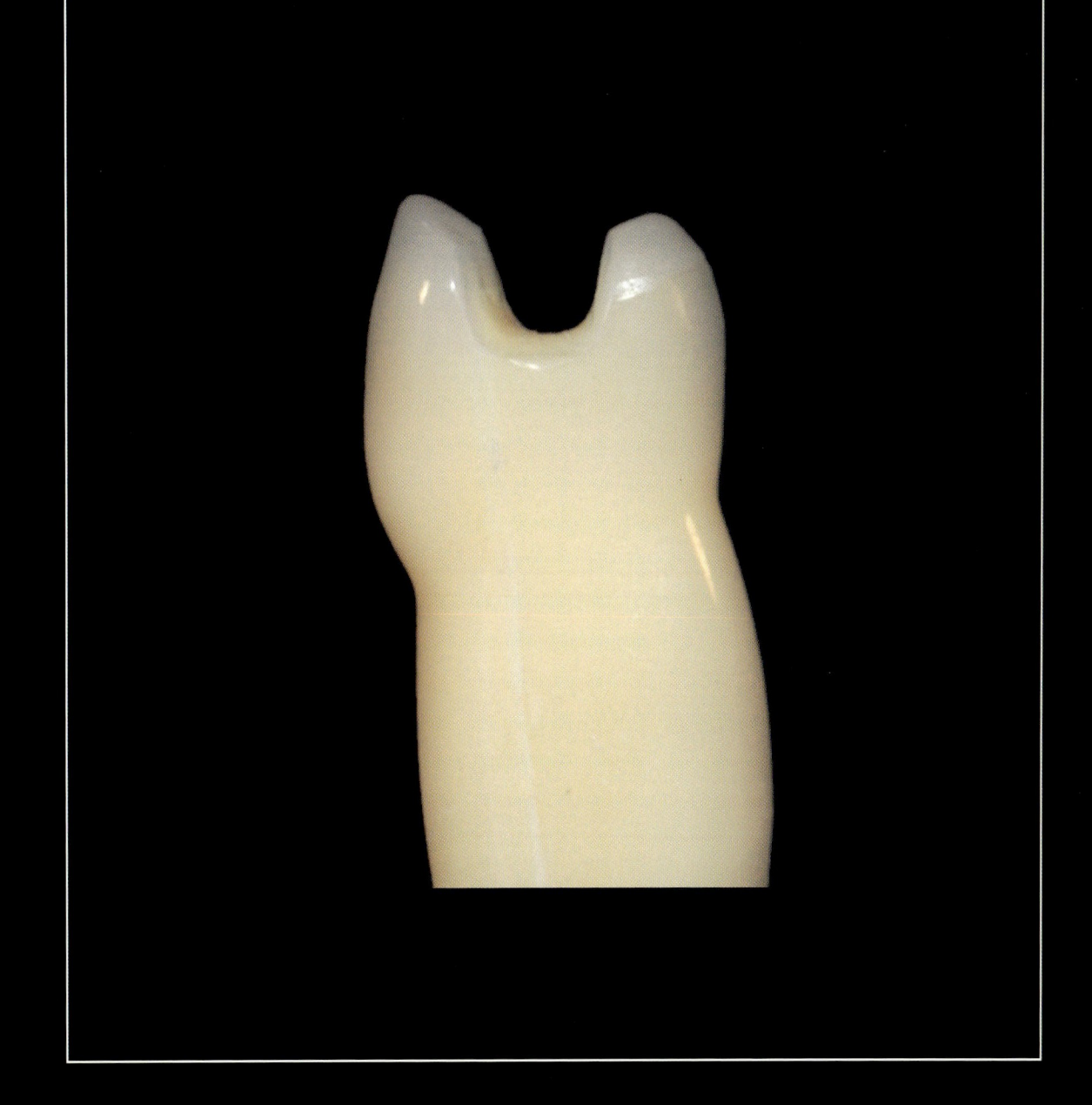

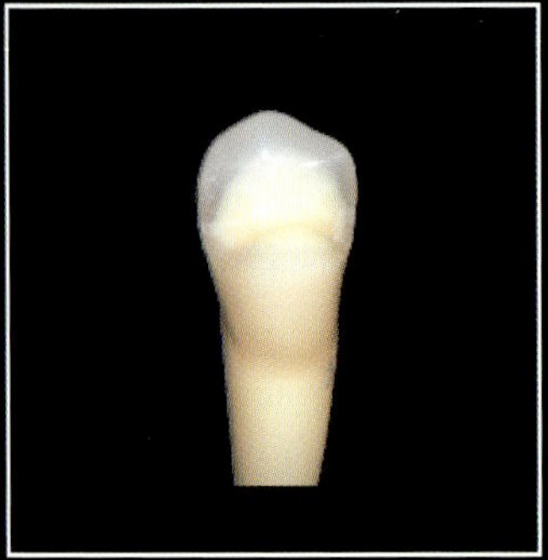

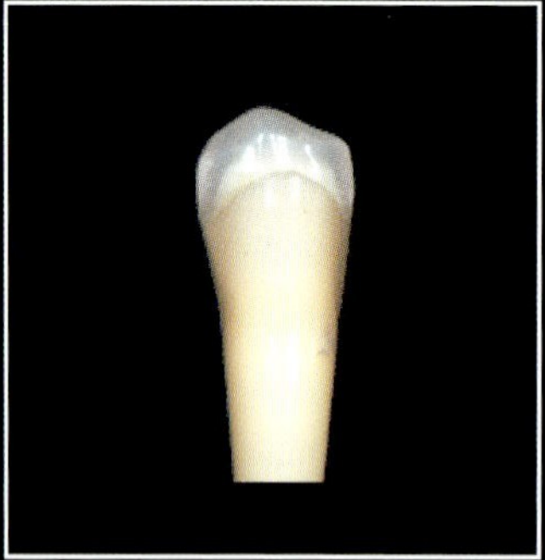

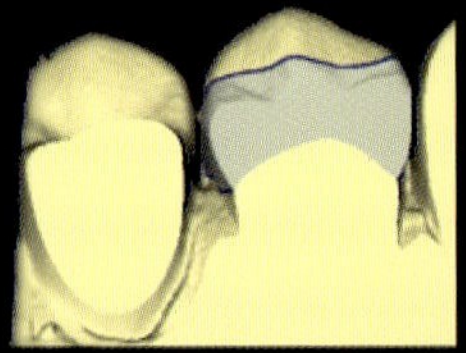

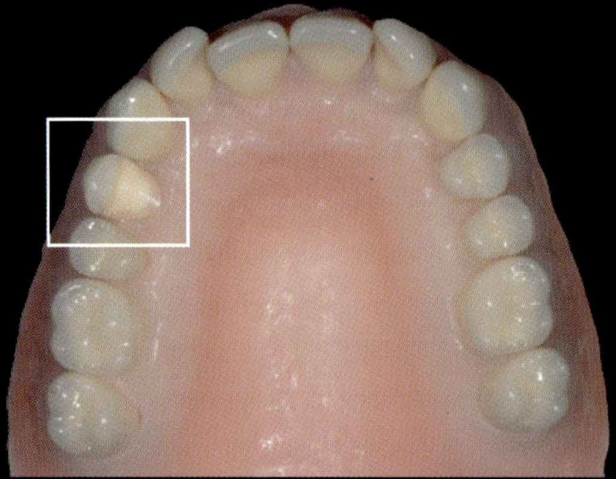

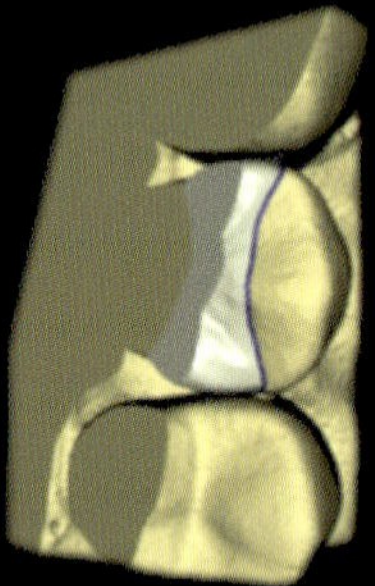

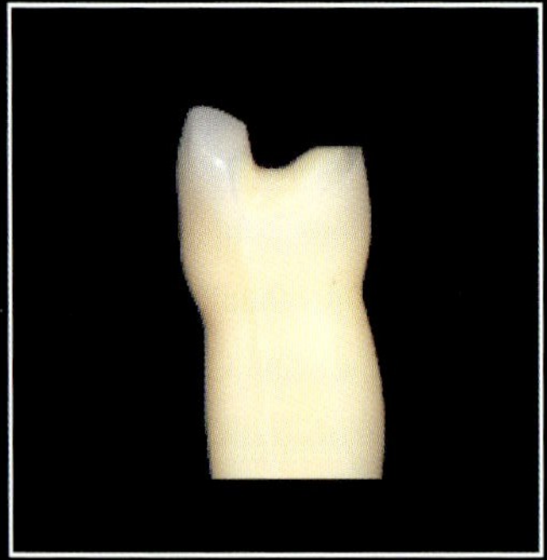

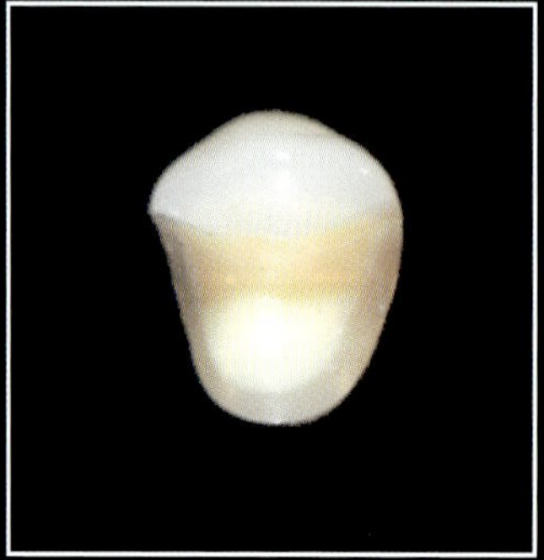

THINK CERAMIC

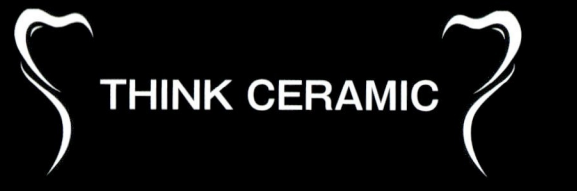

4) アンレー "口蓋側アンレー"

- 口蓋側咬頭頂部の審美性の向上
- 機能的に円滑な移行部分
- ガイドに伴う精製な幾何学形状の回復咬頭を保護する
- 歯牙質を持つあるも咬合圧の最小値が2.5mmを下回る際に口蓋側咬頭を保護する

4 アンレー
"口蓋側アンレー"

　エナメル小柱の脆弱化により，接着を用いても咬頭破折の危険性があるため，象牙質に支持された歯質の最小値が2.5mmを下回る場合は，口蓋側咬頭を被覆する

　もし，残存歯質のエナメル質内部に古い複数のクラックを認められた場合には削るべきである

　プレパレーション辺縁のエナメル小柱は平行に切断してはならない

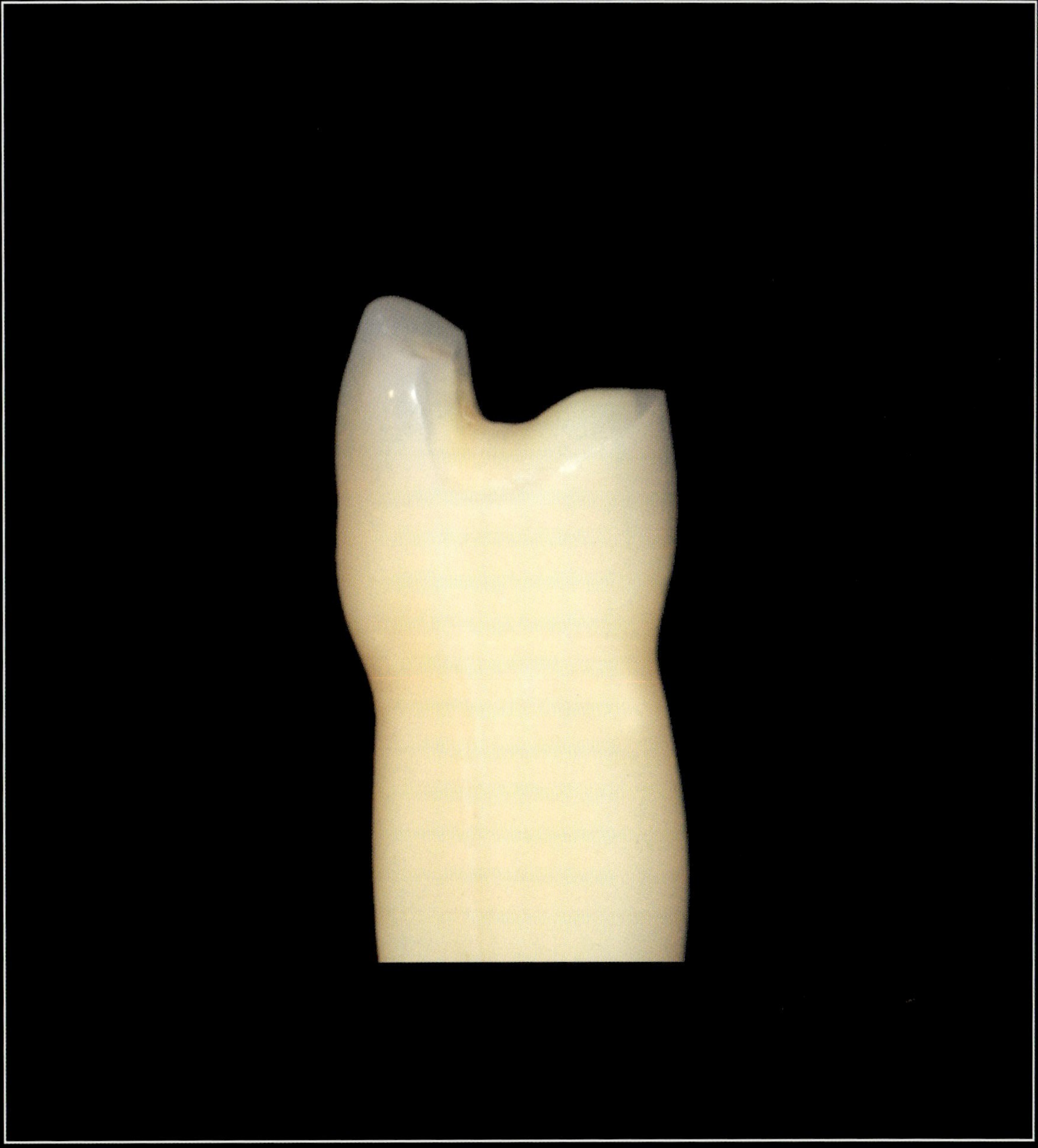

3］ラミネートベニア"口蓋側のラミネートベニア"

・歯質に対して保存的な口蓋側のラミネートベニアによる審美領域各々の構築。

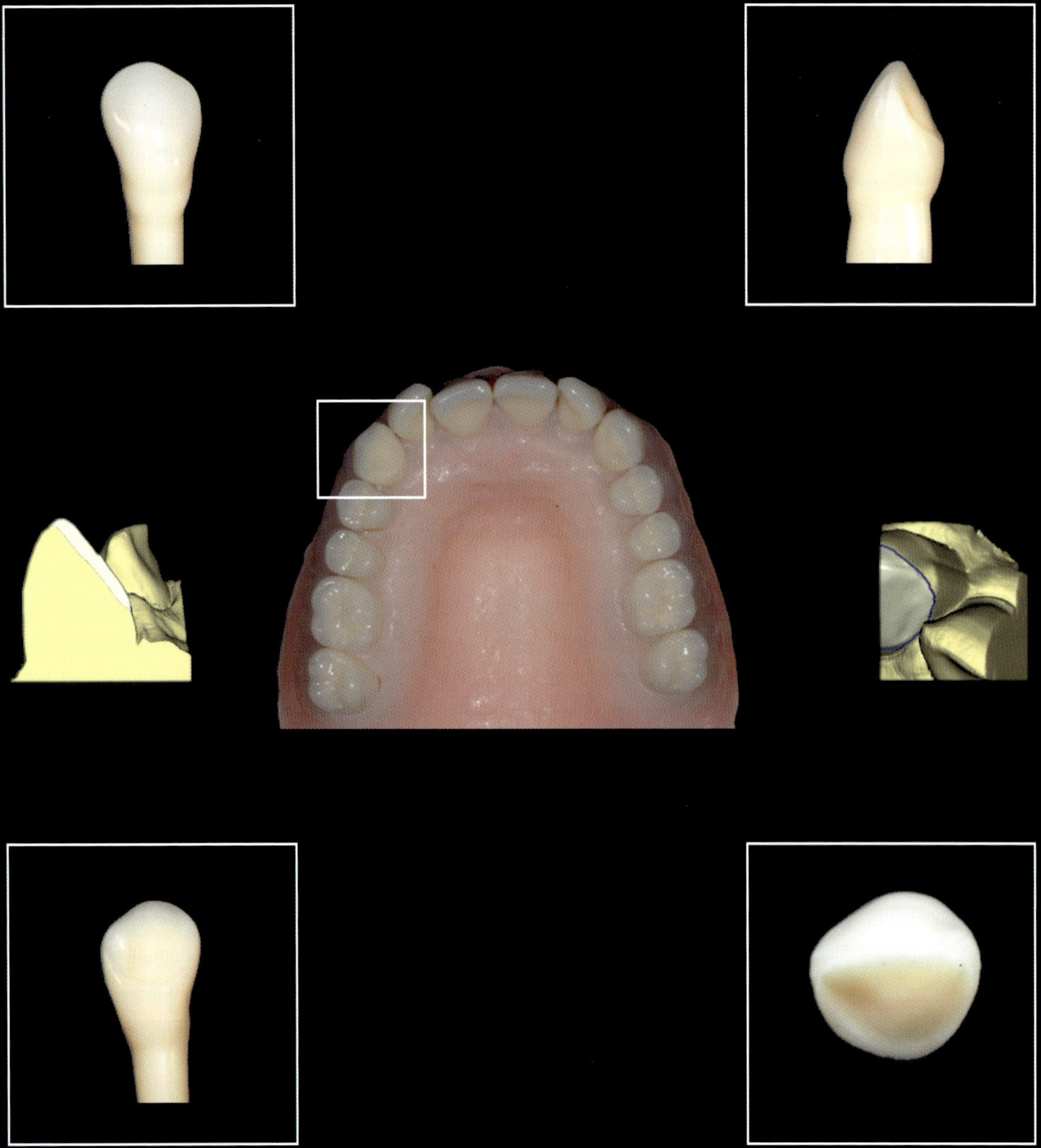

3 ラミネートベニア "口蓋側の ラミネートベニア"

　もともと存在していない犬歯誘導咬合の構築のために，歯質を保存する目的でプレパレーションさえ必要としない可能性のあるバリエーション

　ラミネートベニアの的確な位置づけが可能でなければならない．そうではなければ，接着時に問題が生じてしまう

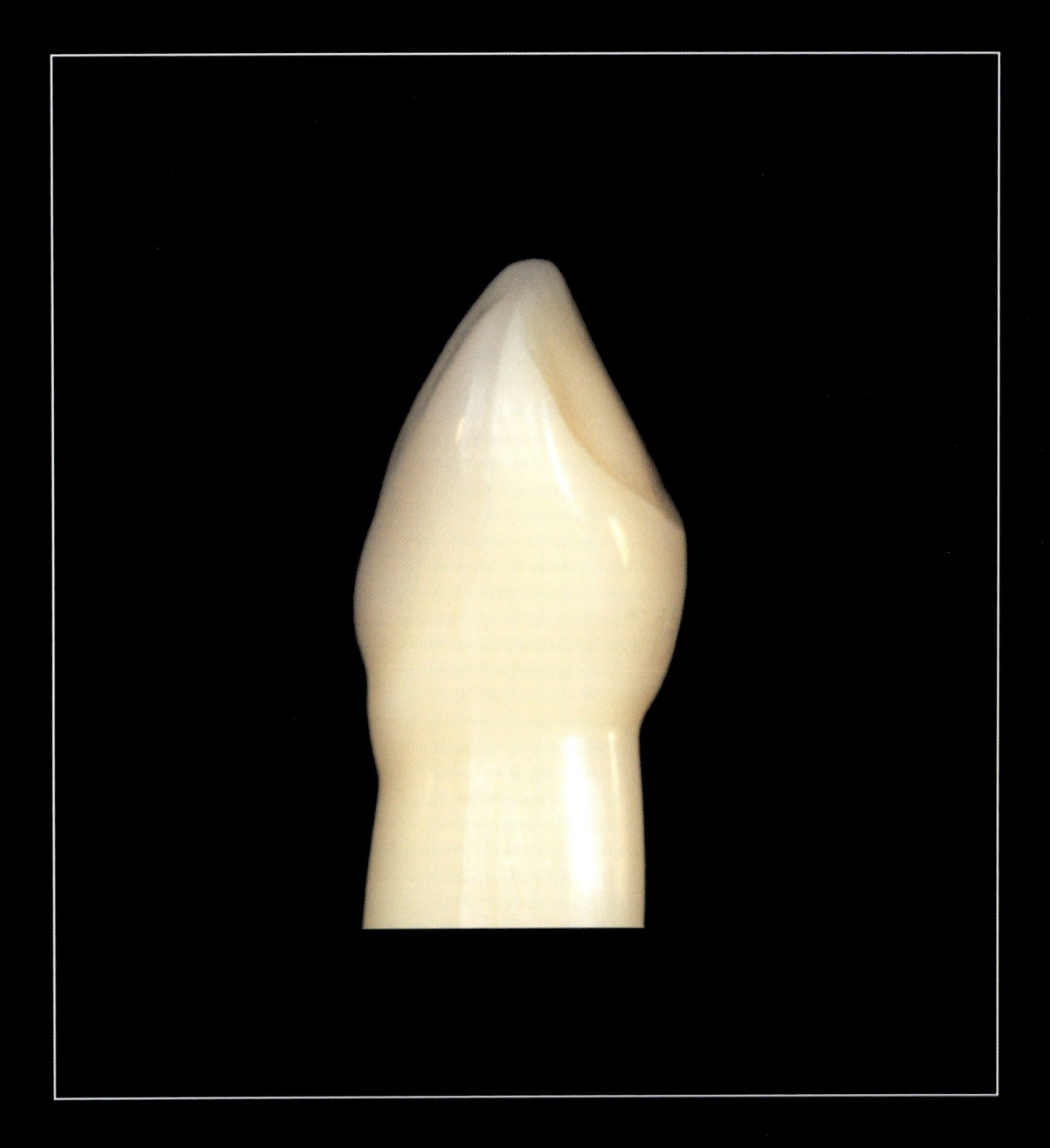

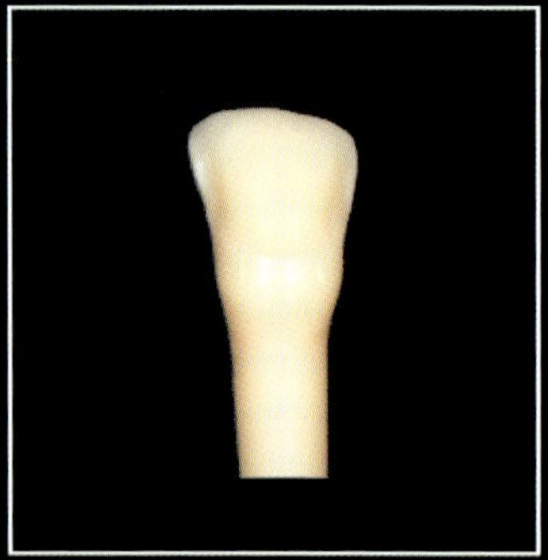

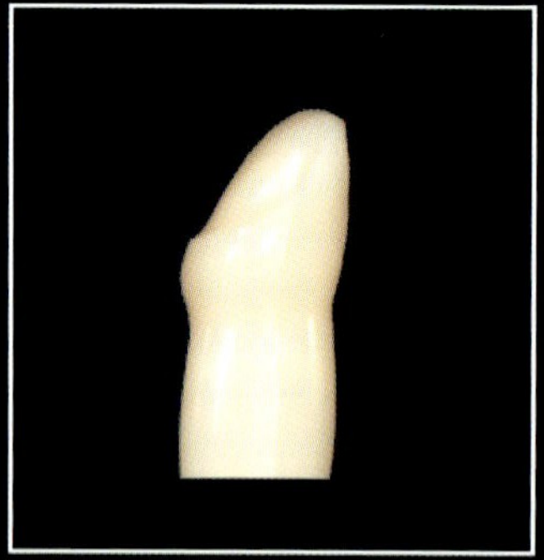

2] ラミネートベニア

"ラミネートベニア"

・機能上または審美上必要であれば、
切縁を短縮（最低1.5mm）する

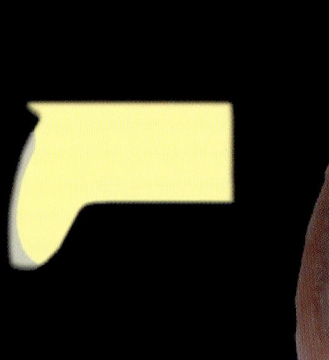

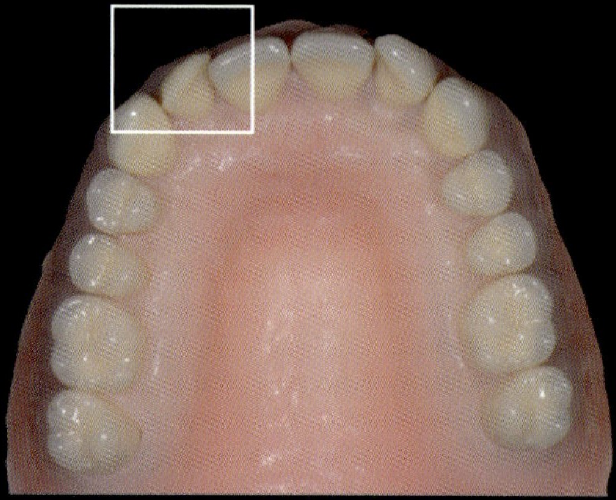

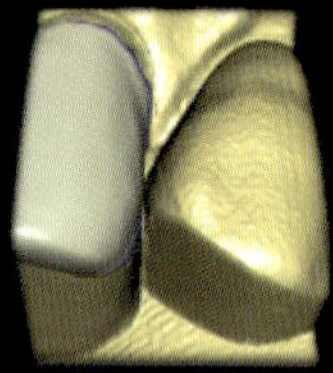

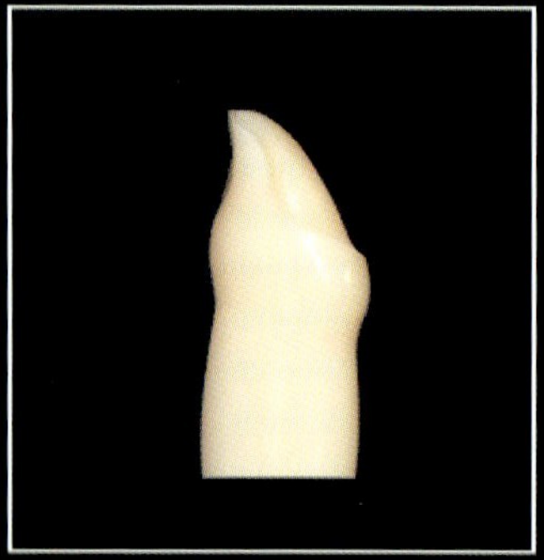

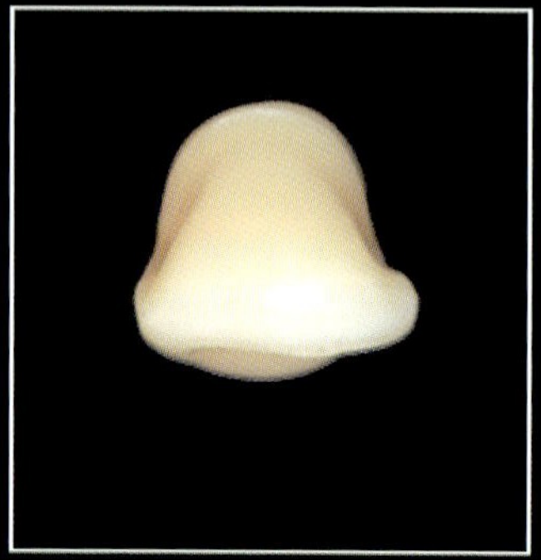

2│ ラミネートベニア
"ラミネートベニア"

　接着時のラミネートベニアの的確な位置づけを配慮したプレパレーション（隣接面の強調によりほぼ可能となる）

　とくに変色の場合は隣接部から歯頸部への移行部分は不可視領域に置く

　（プレパレーションの隣接面観は考慮しなければならない）

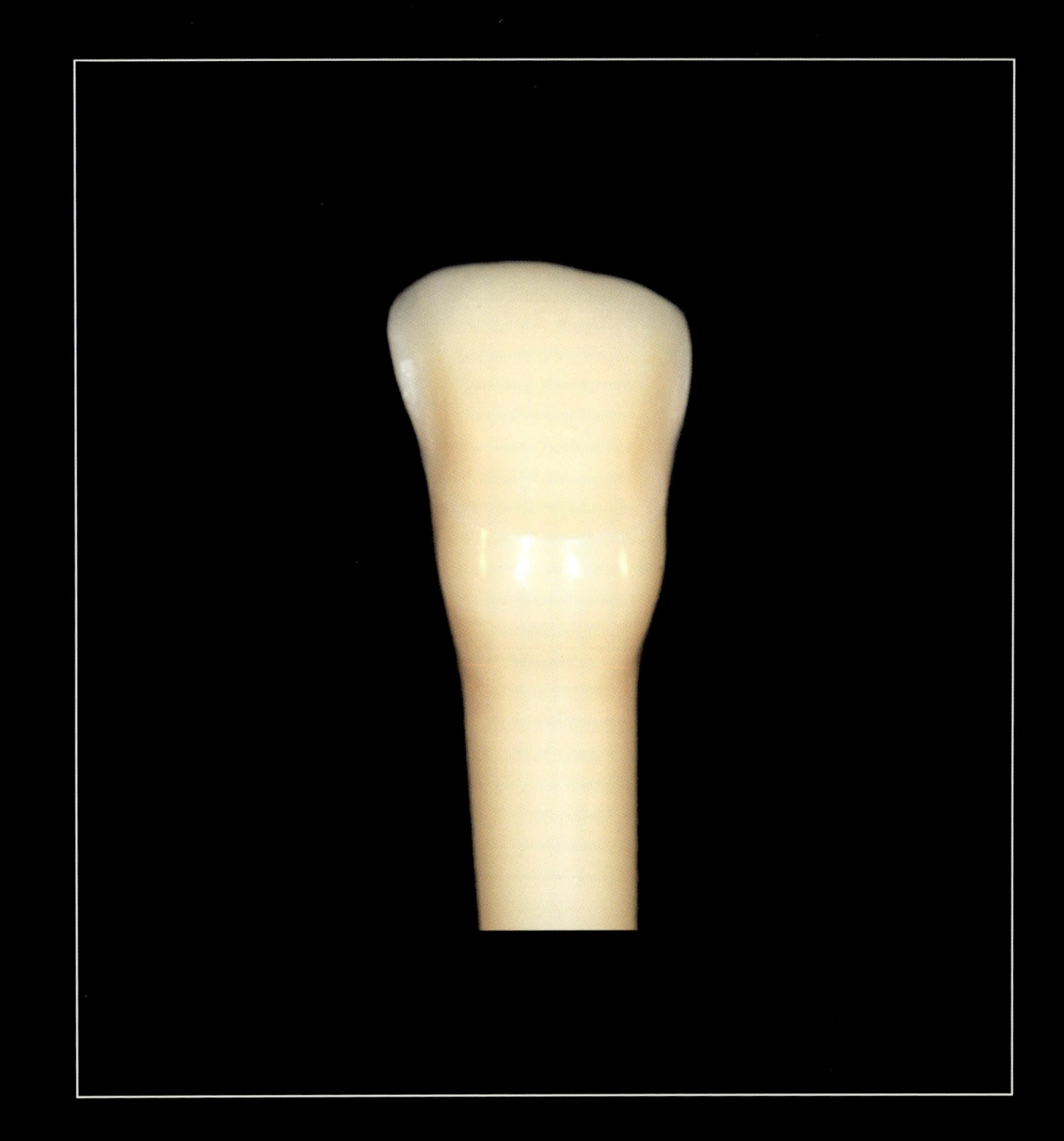

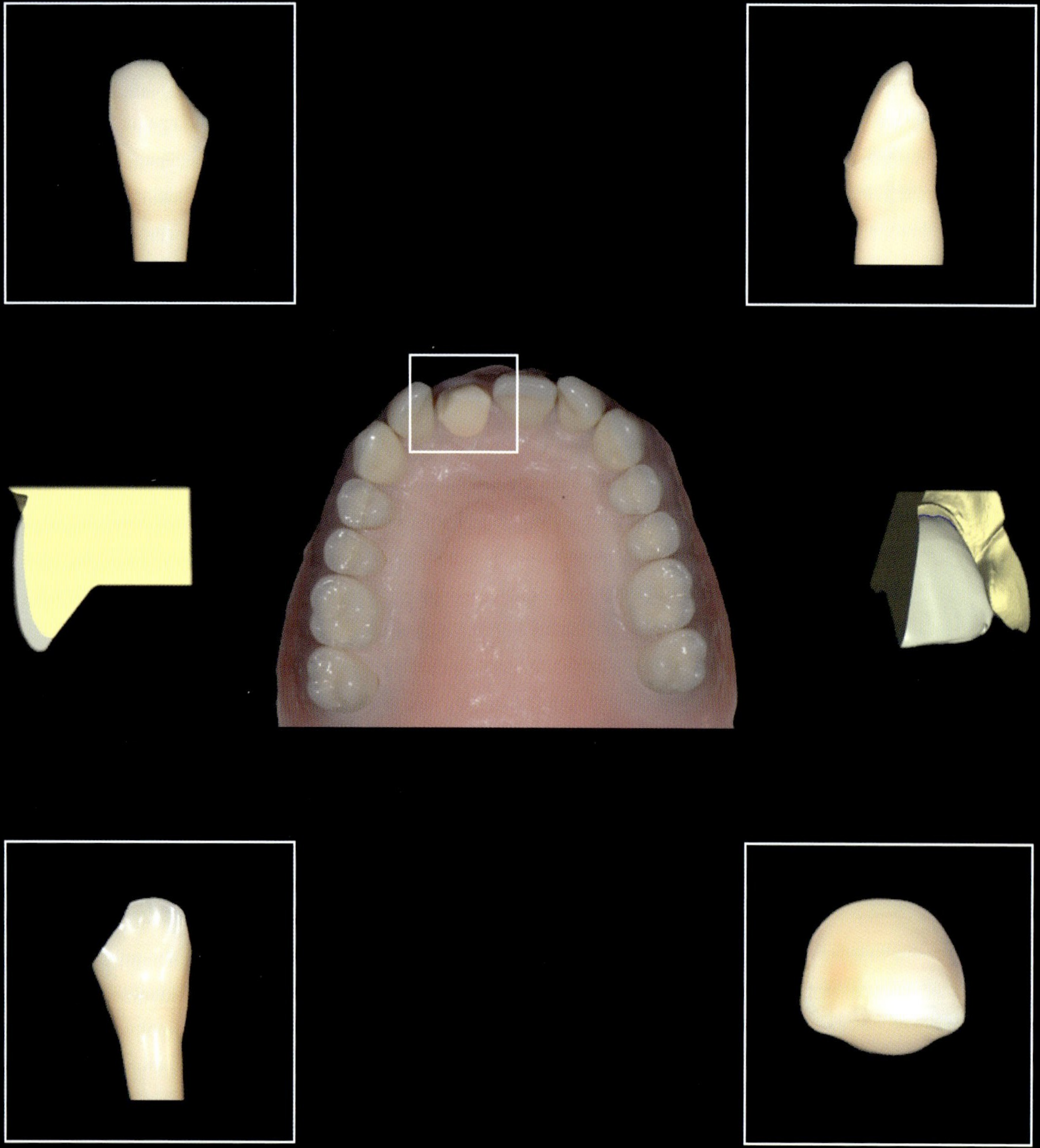

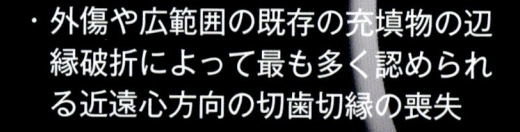

1. ララウン "パーシャルクラウン"

・外傷や広範囲の齲蝕の充填物の対処
・審美性によって最も多く認められる
・必ず被切削面の方向の揃えの要素

1 クラウン
"パーシャルクラウン"

頬側から，または広範囲の歯質の喪失の場合は，咬合面から修復物の挿入方向に限定される

頬側からの挿入方向の場合は，すべてのプレパレーションの形成限界が頬側方向から視認できなければならない

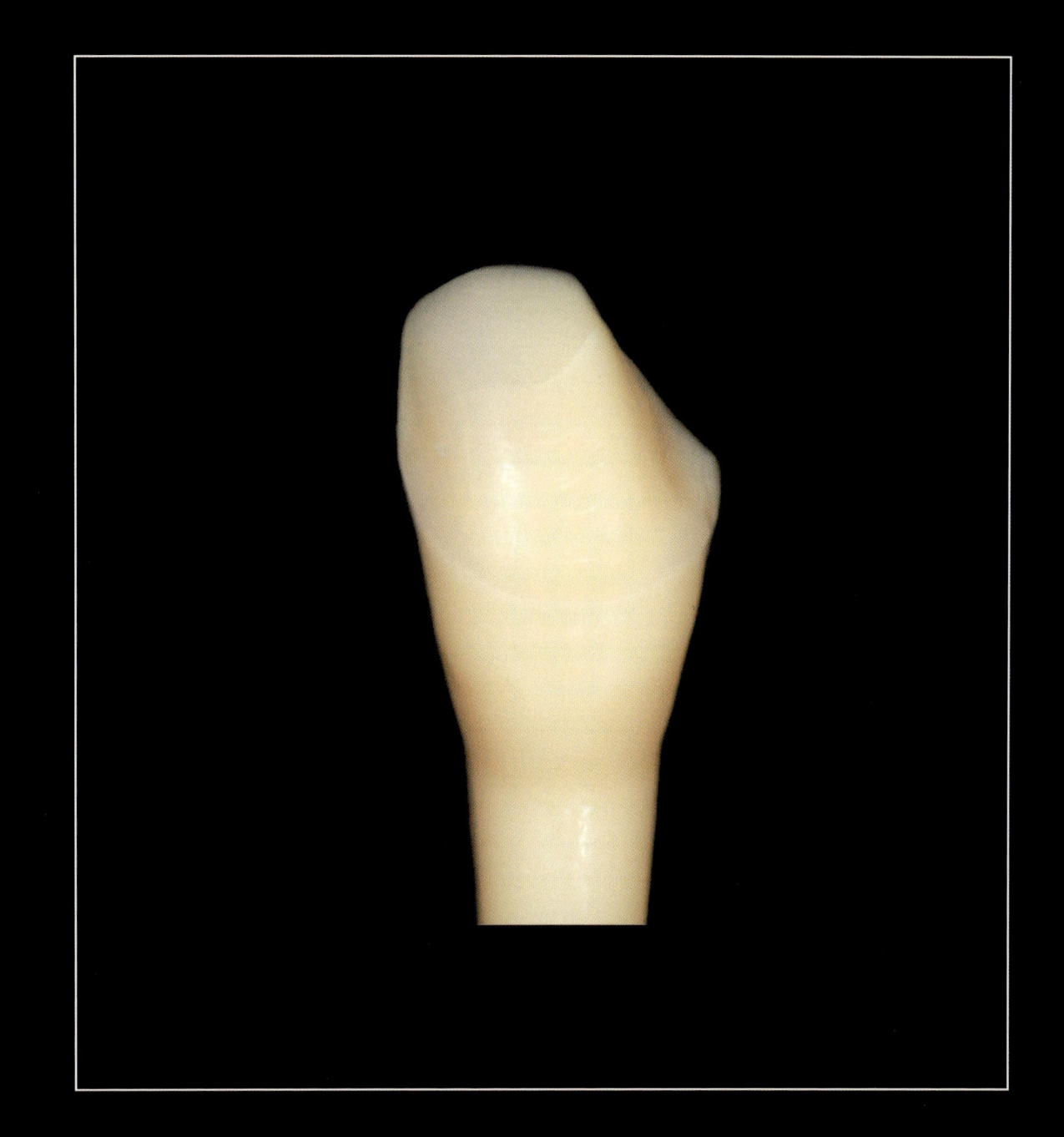

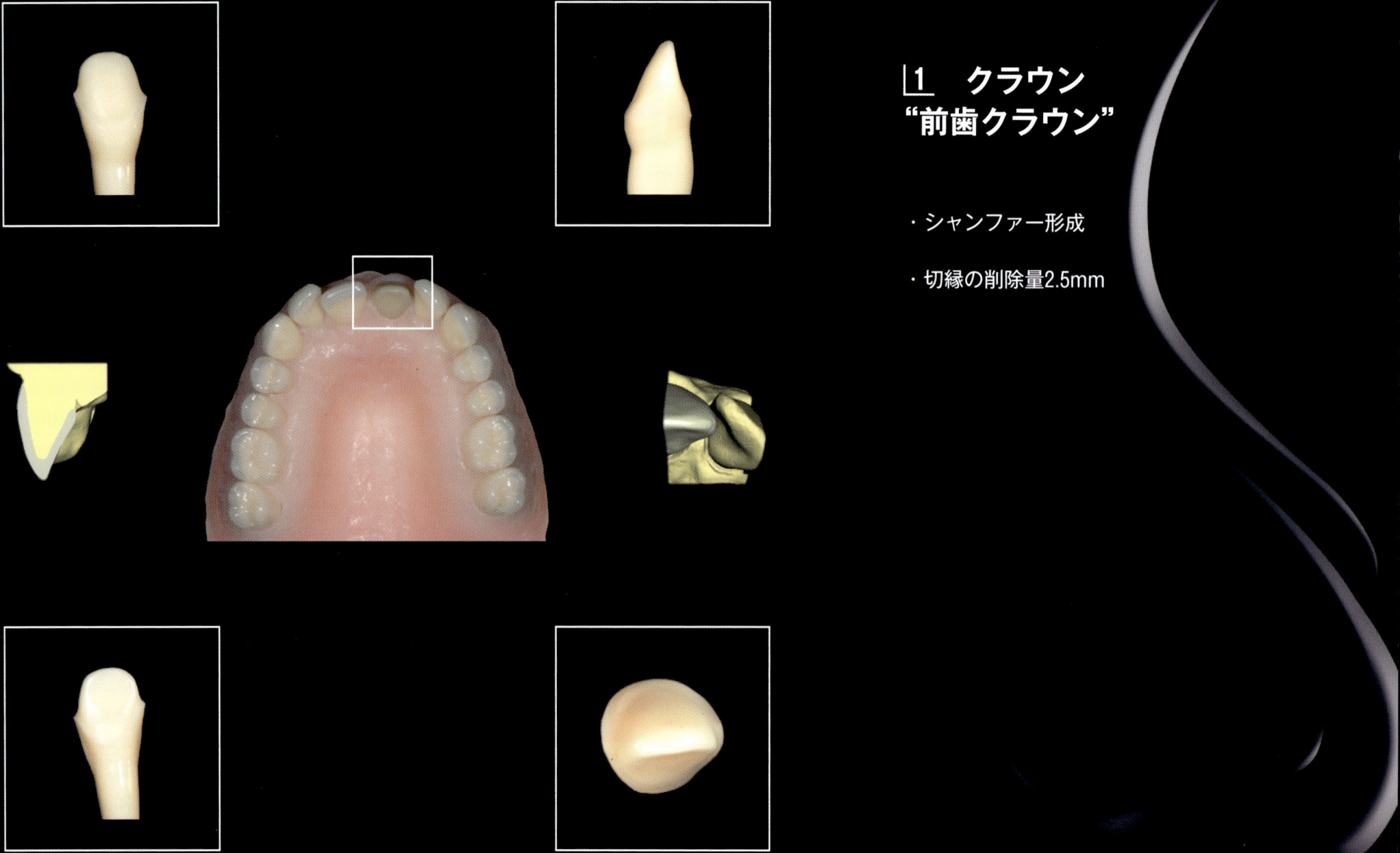

1 クラウン
"単冠クラウン"

・シングル一歯症
・切縁の側壁量2.5mm

1 クラウン
"前歯クラウン"

　機械的保持力を失った場合，頬側面，隣接面の両方からの円滑な移行部分によって，点接触の代わりの面接触や，全周の厚いオールセラミック修復のための十分な口蓋側の削除をすることによって，応力集中を避けることができる

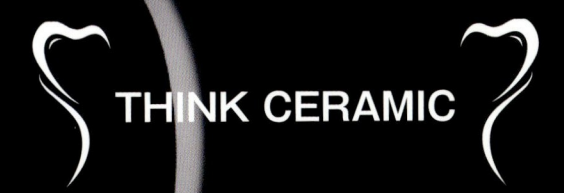

THINK CERAMIC

オールセラミックの接着は修復の安定性と耐久性を高めることになる

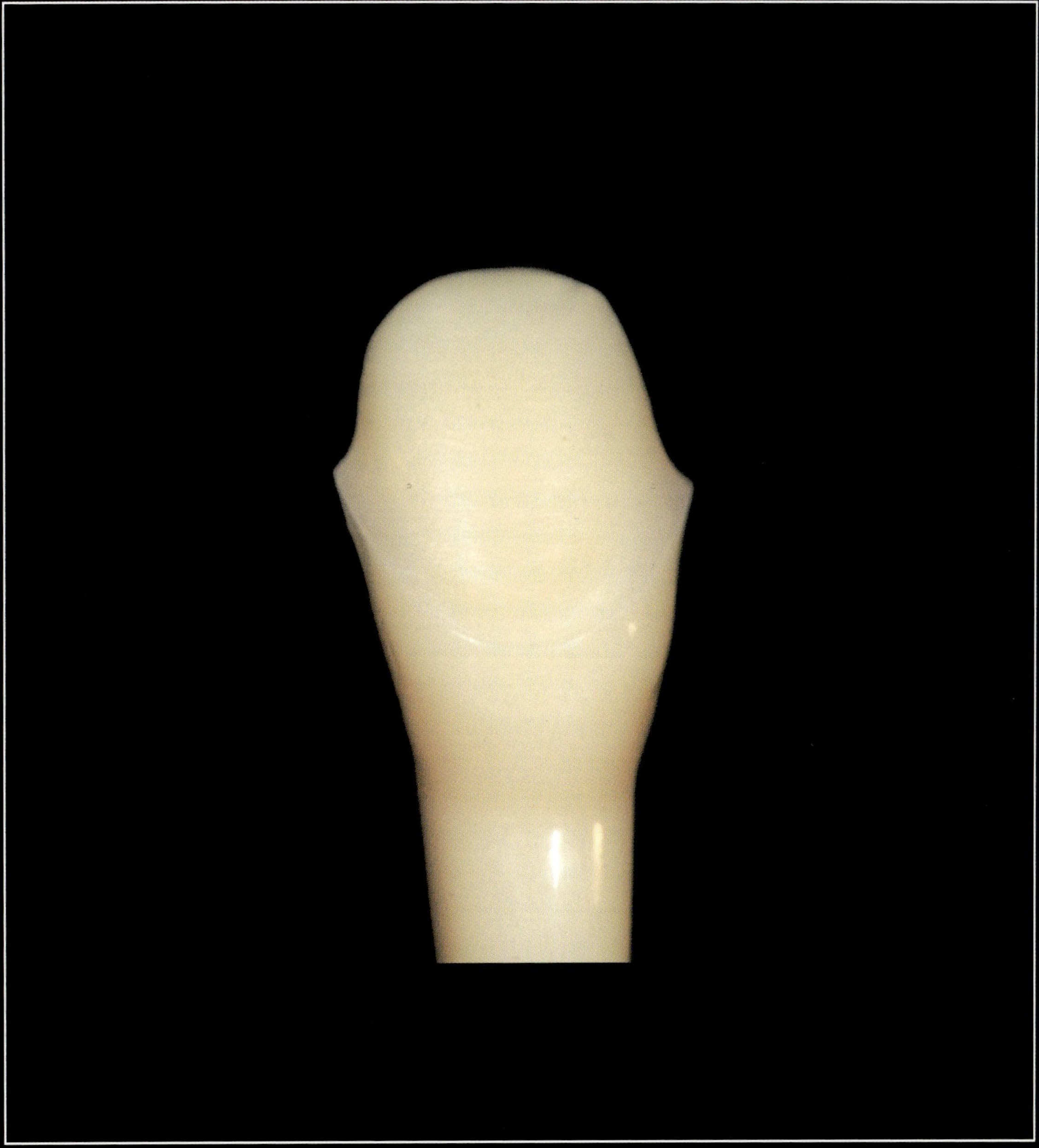

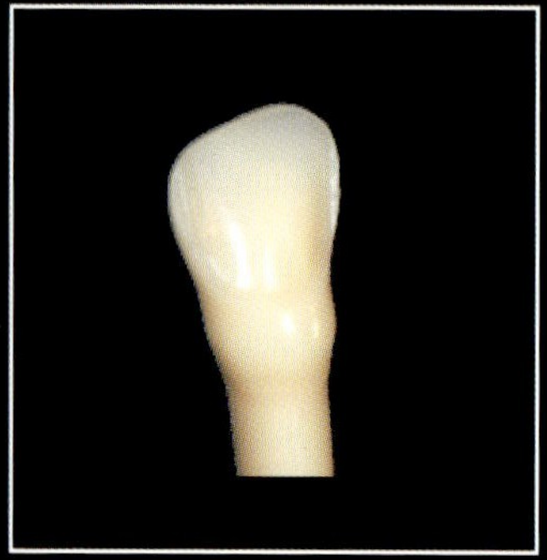

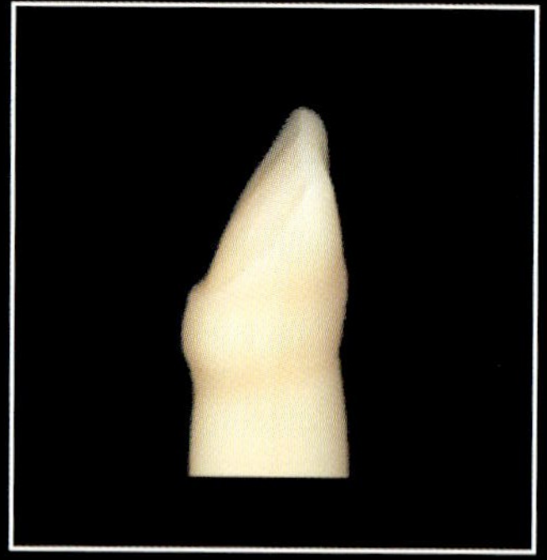

12 ラミネートベニア "ラミネートベニア"

・構造的ラミネートベニアは、プロキシマルコンタクトと切縁切削線を保存する。

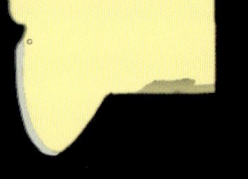

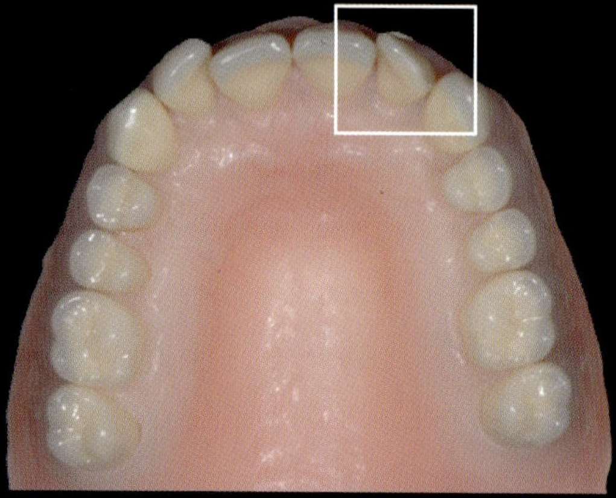

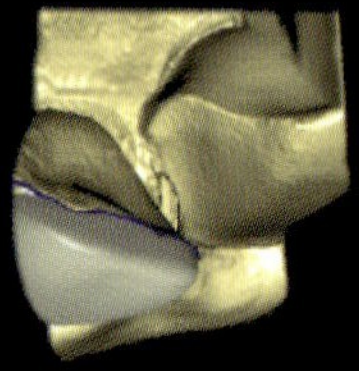

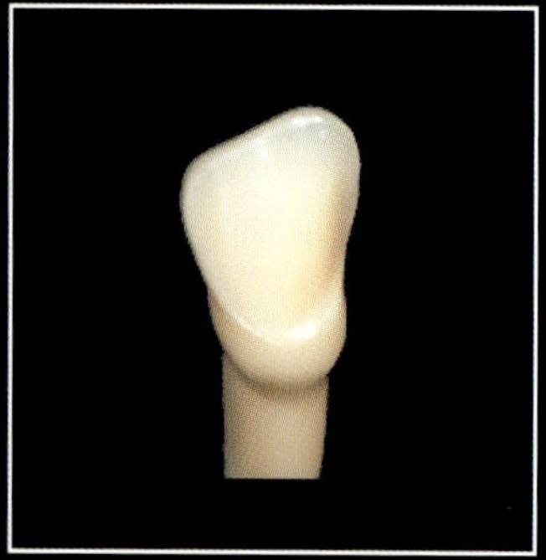

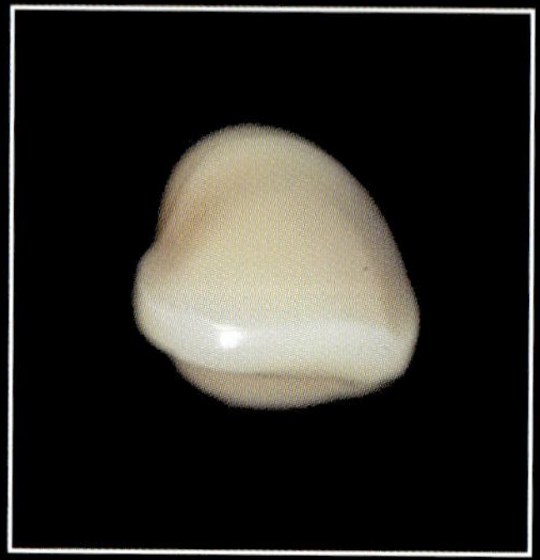

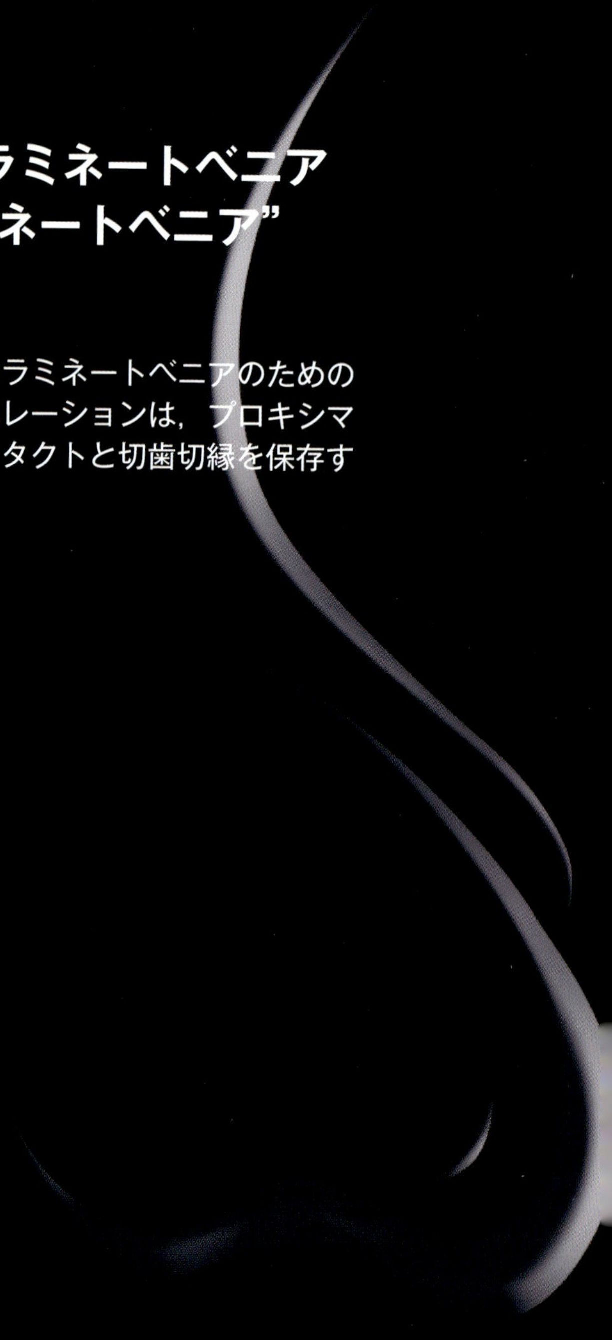

2 ラミネートベニア
"ラミネートベニア"

セラミックベニアの位置づけのために，歯頸側に浅いシャンファー形態をつけた，均一で最小限の侵襲によるプレパレーション

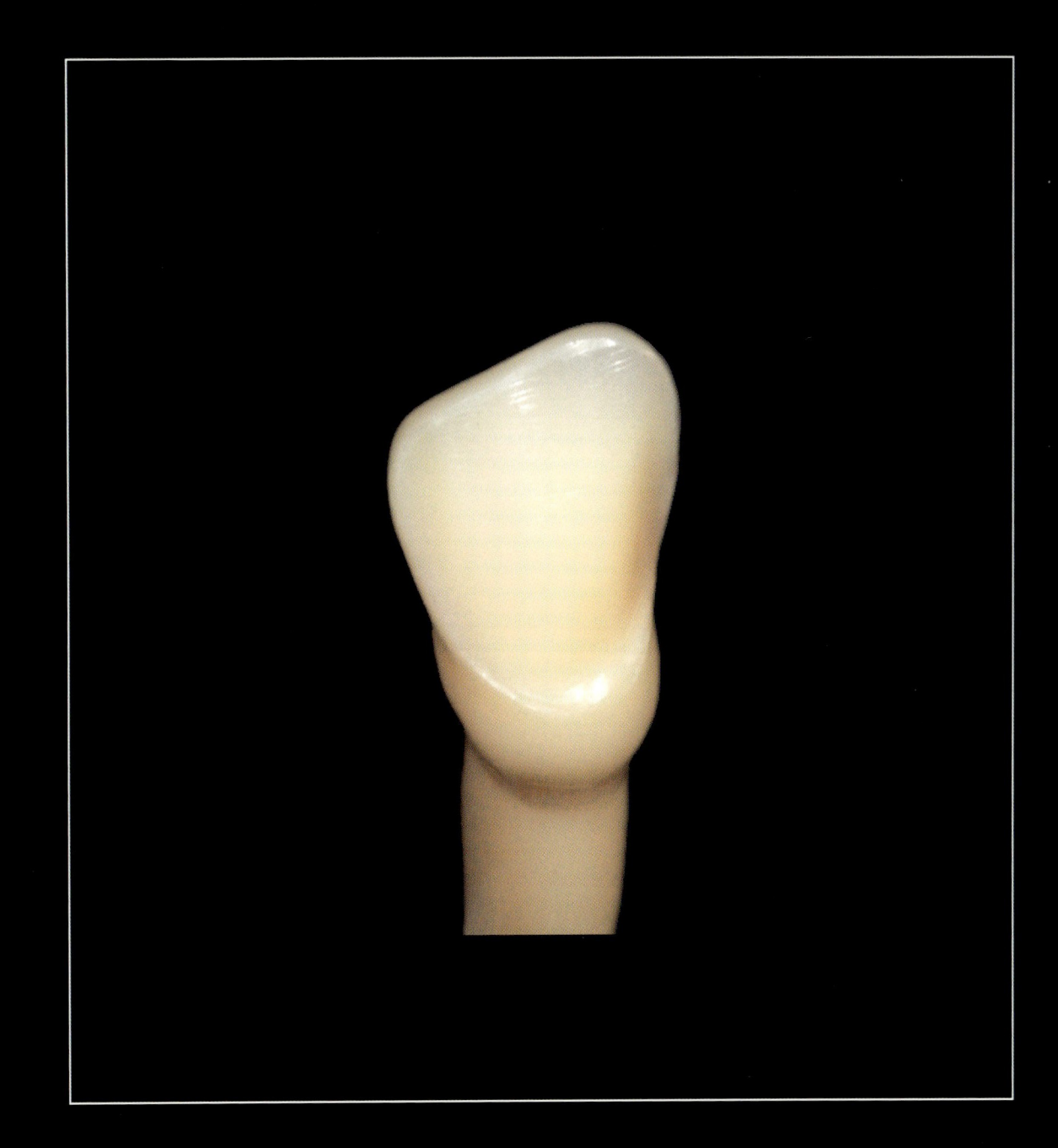

3 ラミネートベニア

"ラミネートベニア"

・プロキシマルコンタクトが緩まず
頬側からの挿入方向に限定された
ラミネートベニア

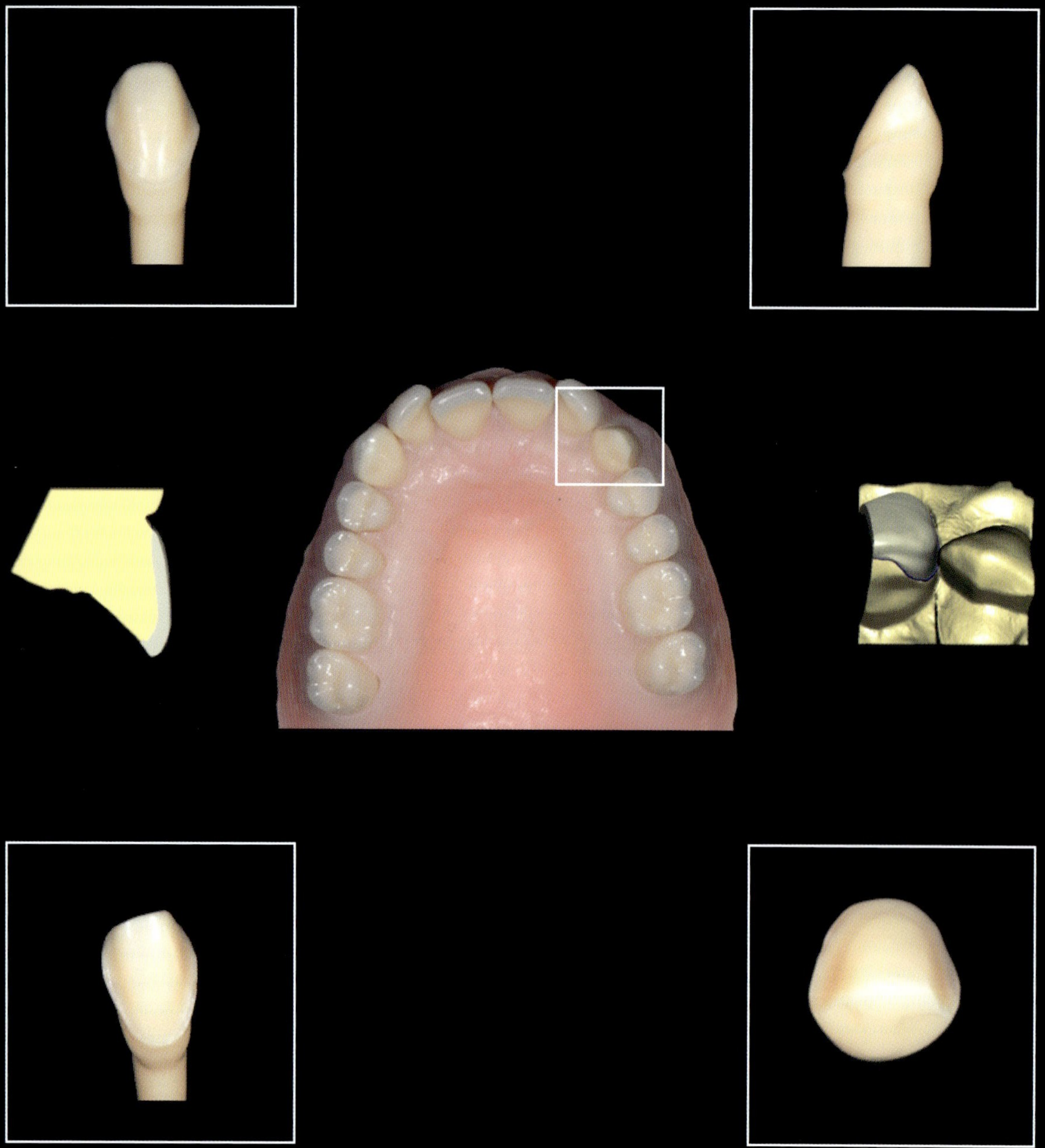

3 ラミネートベニア
"ラミネートベニア"

単純なラミネートベニアからパーシャルクラウンもしくは3/4クラウンまでの隣接面まで拡大されたラミネートベニアの流線的な移行部分

フルクラウンのデザインを回避し、接着修復によって歯周組織の健全性が保持される

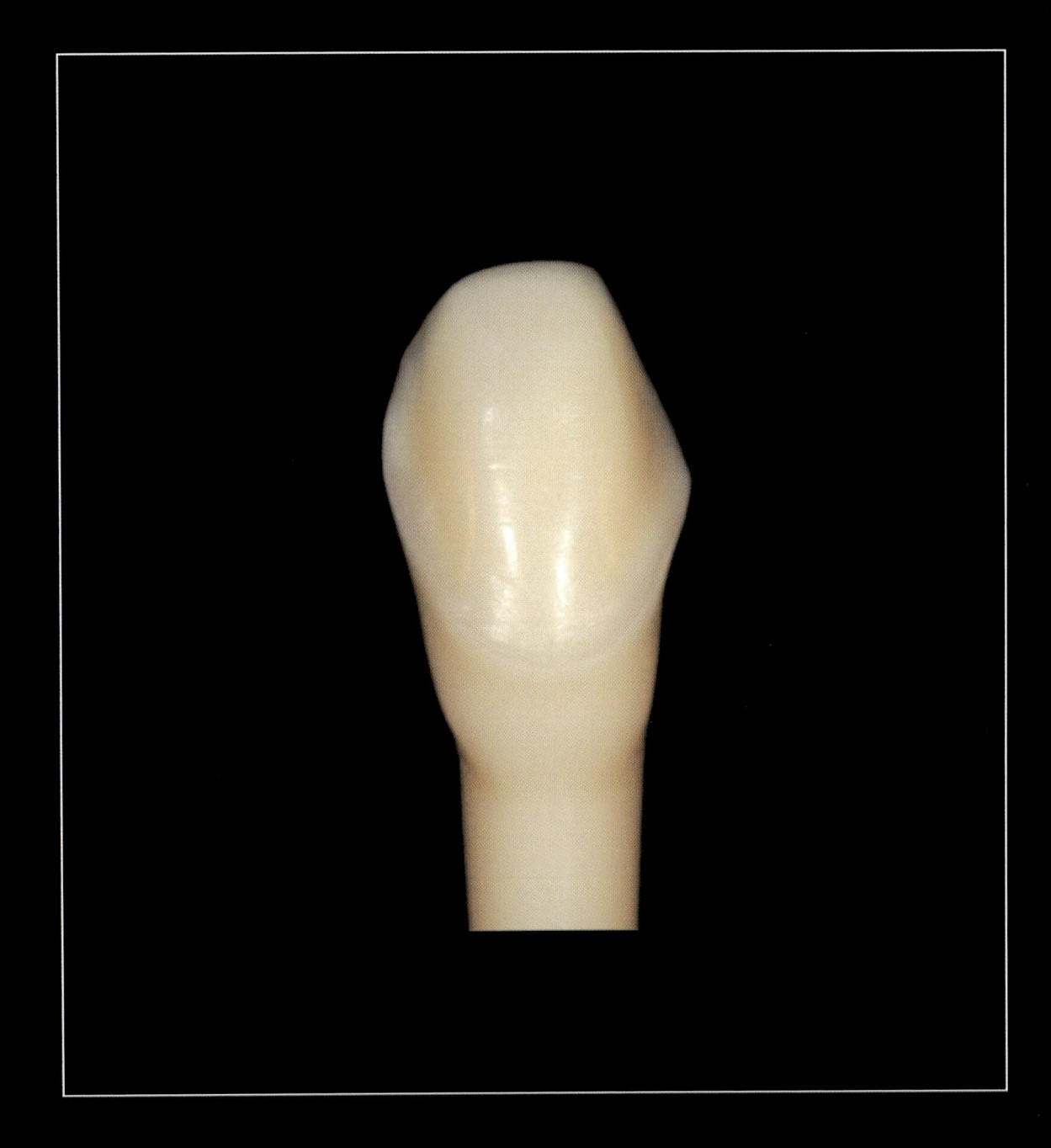

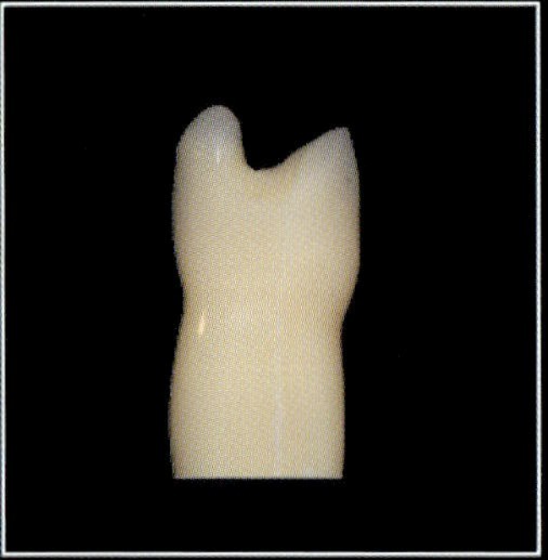

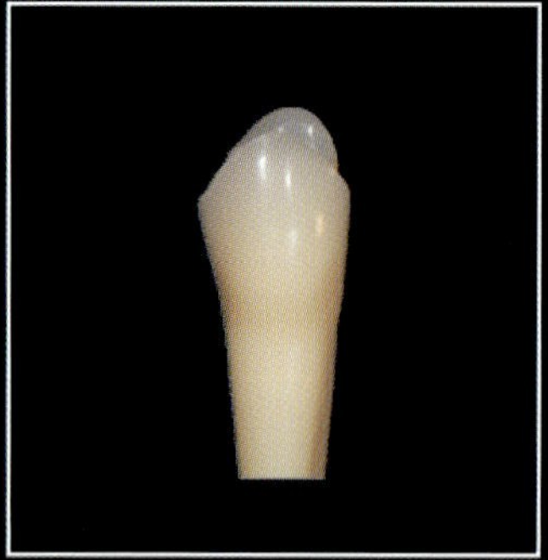

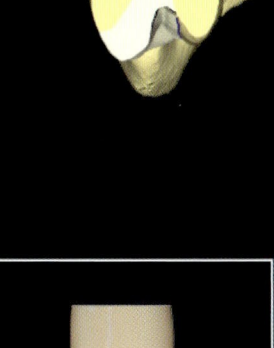

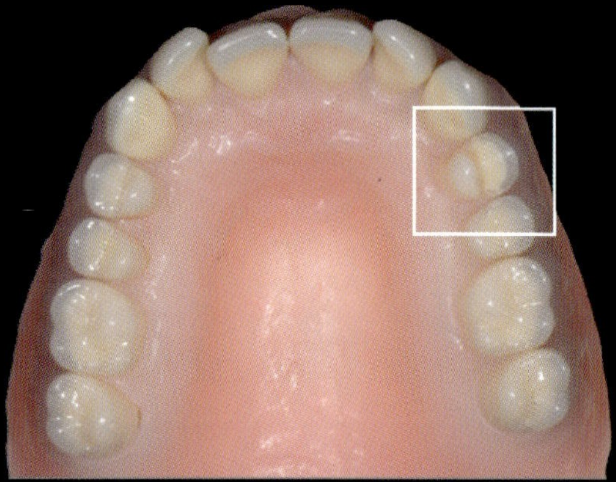

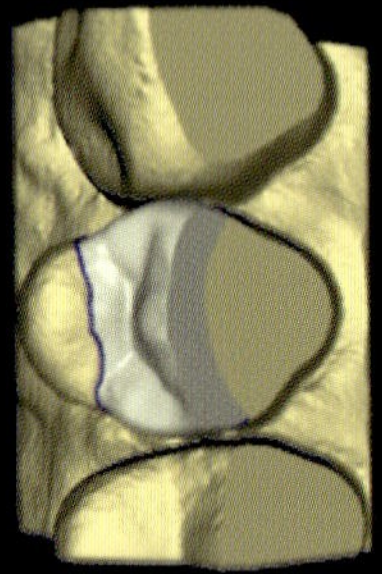

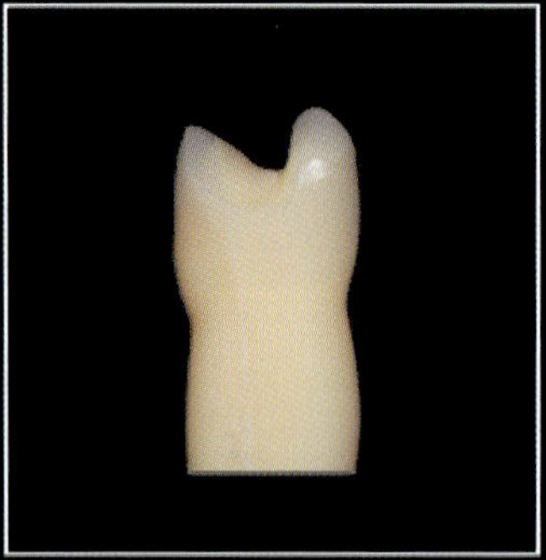

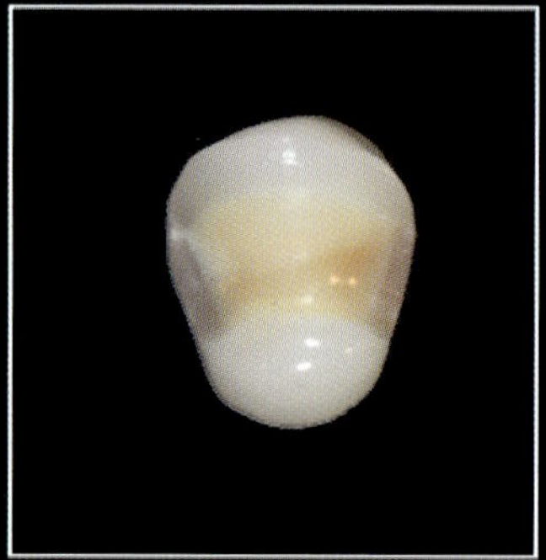

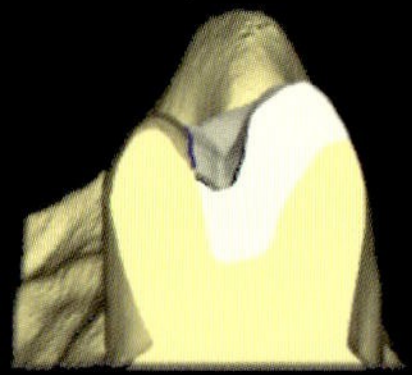

4. アンレー
"舌側のアンレー"

- 特別な審美的条件のなく、奇歯最大豊隆部の3点接触幅径が2.5mm以下のため頬側咬頭を被覆する
- 下顎に働く横的な各種形態の回避

|4   アンレー
"頬側のアンレー"

流線的で円滑な移行部分

頬側咬頭の層の最小限の厚さ

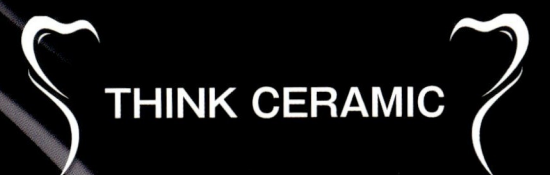

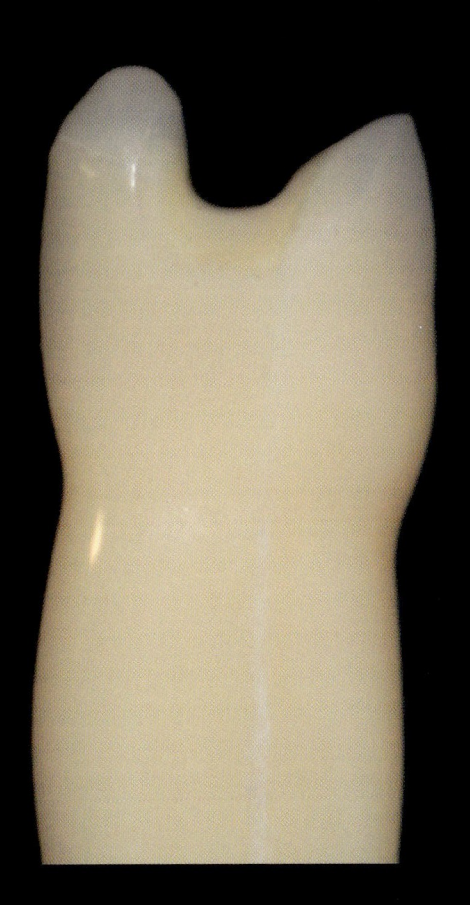

THINK CERAMIC

5 ランパン
"ランパン"

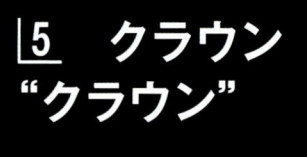

- ステイン・ステインアップ検査のための咬合面
- オールセラミック修復のための咬合面

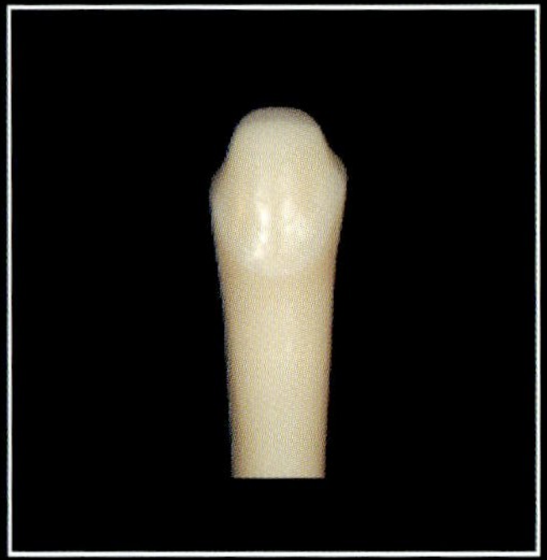

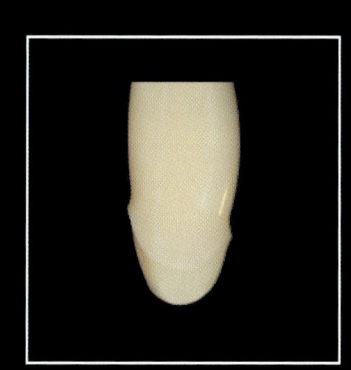

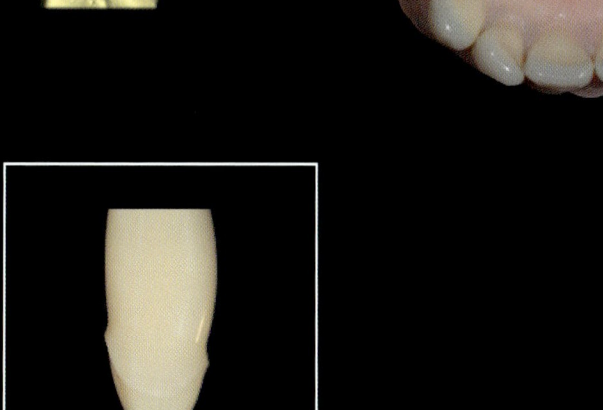

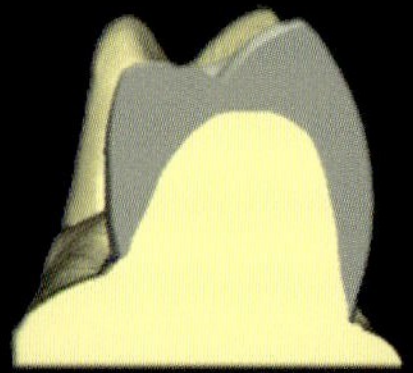

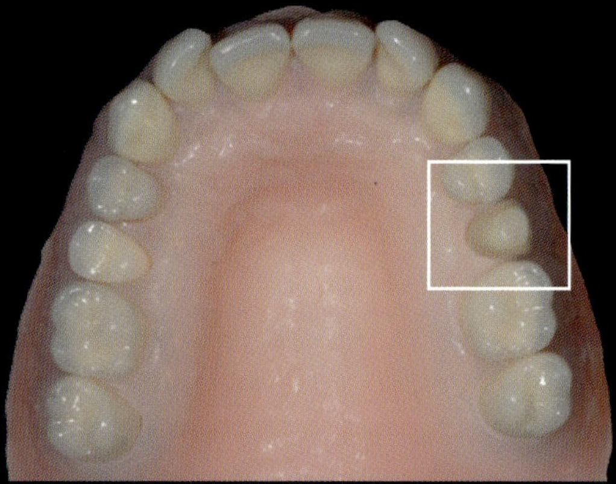

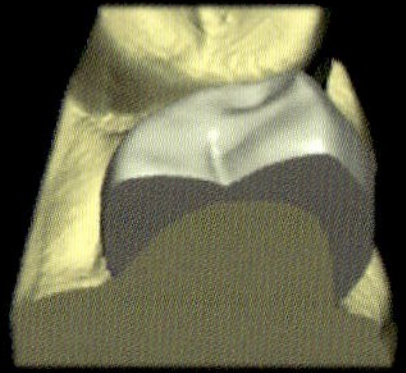

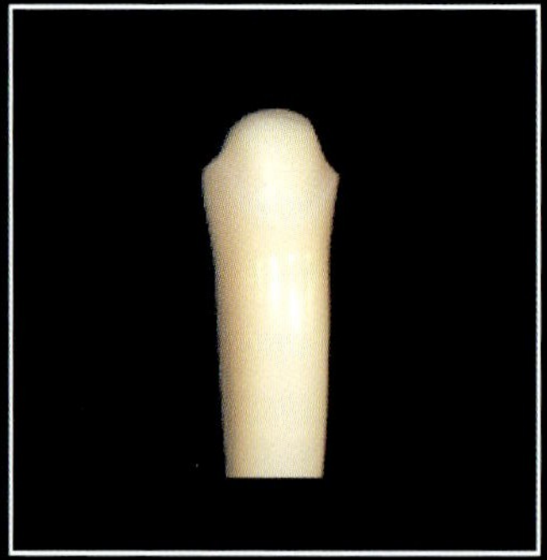

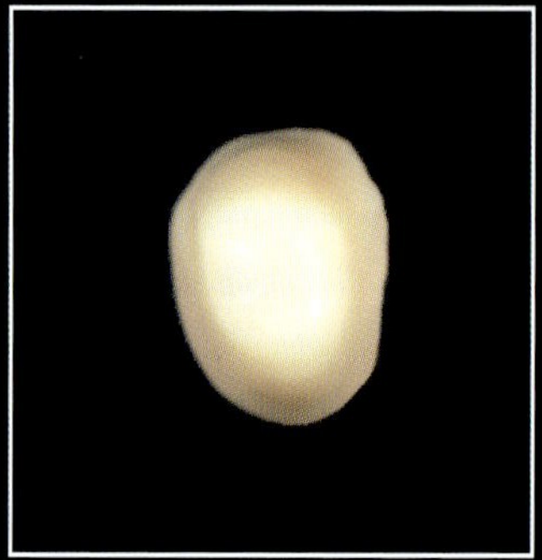

5　クラウン
"クラウン"

引張応力から圧縮応力への変換を考慮したプレパレーション

凸面のプレパレーションによる支台歯形態

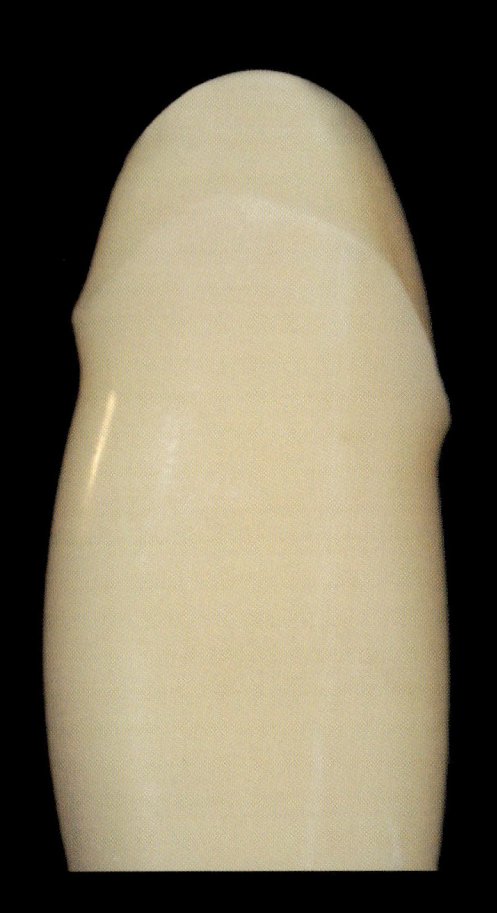

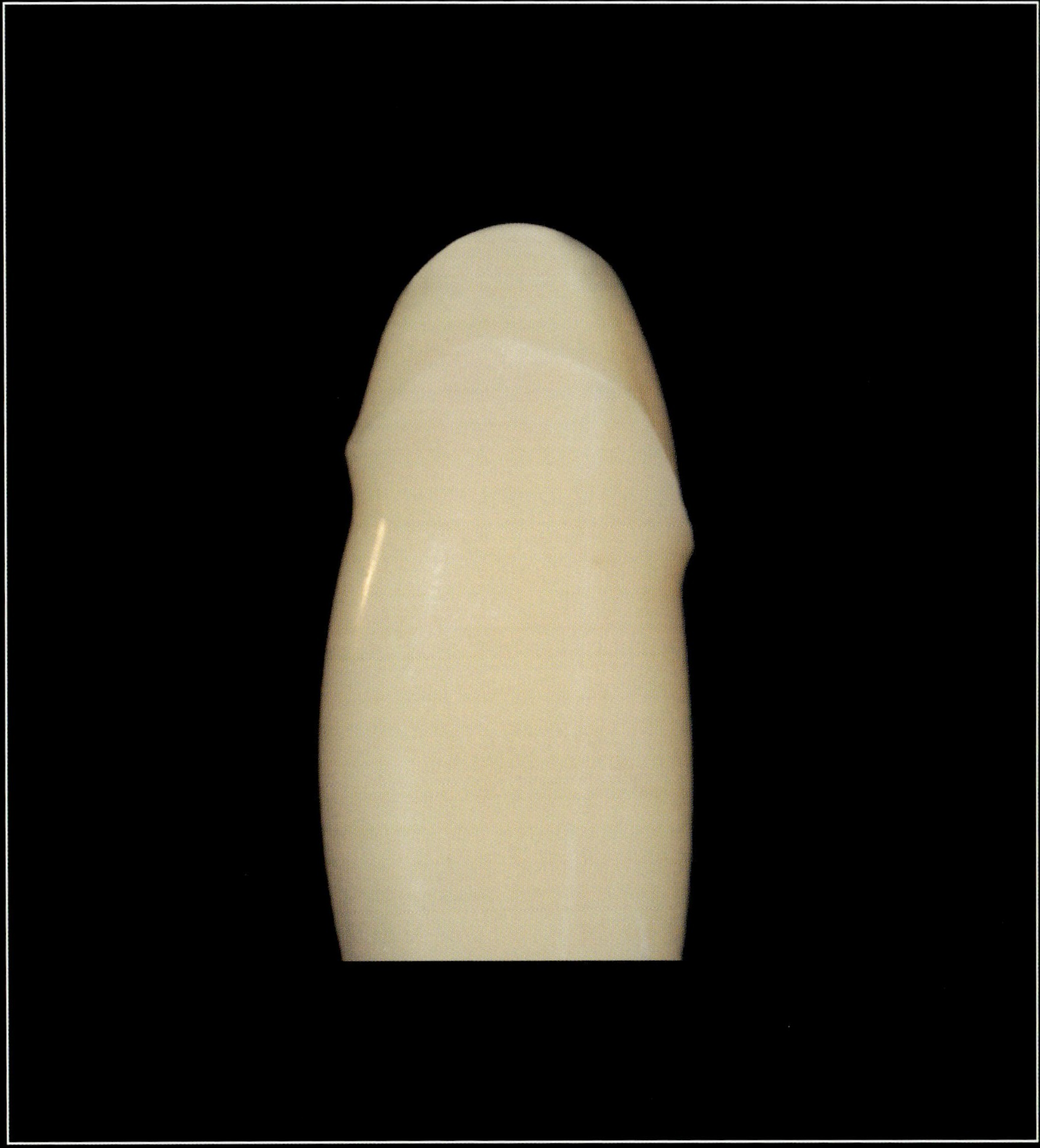

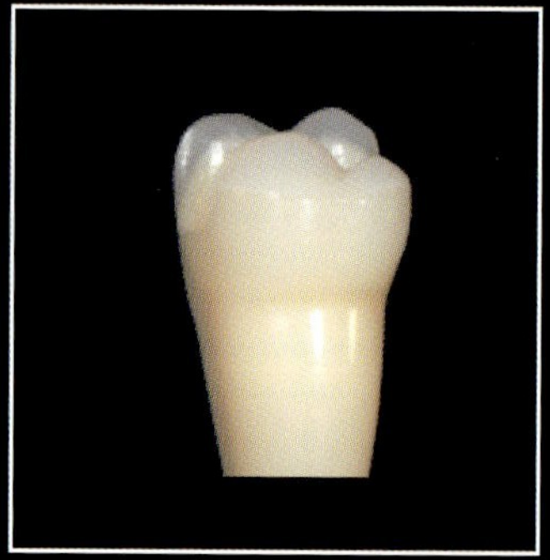

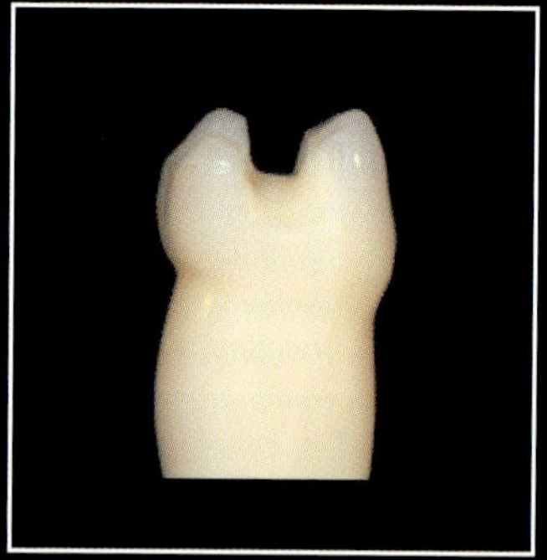

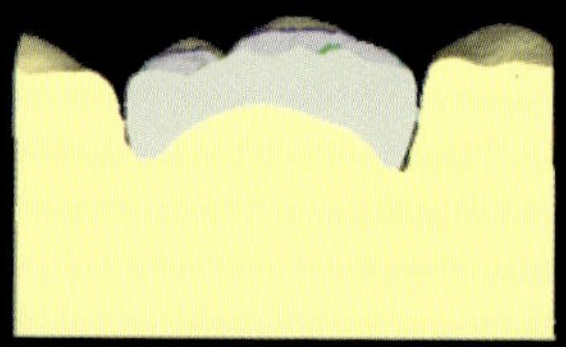

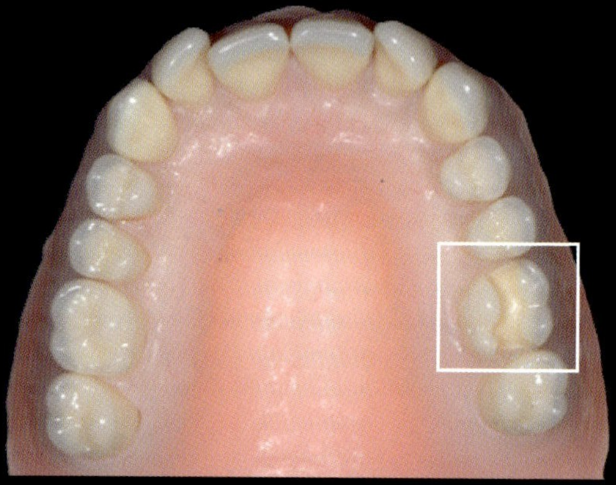

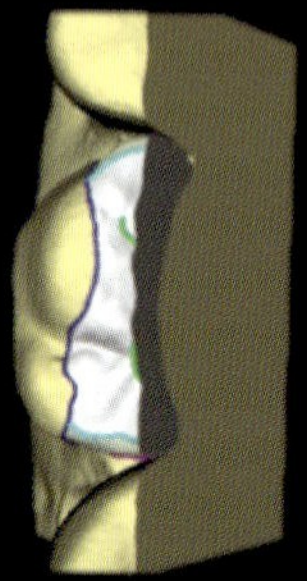

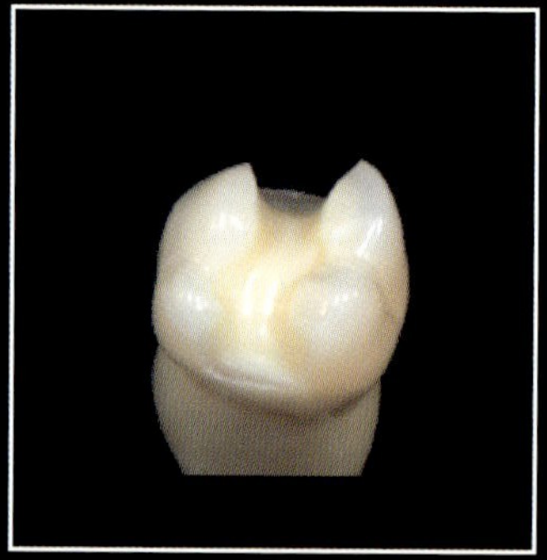

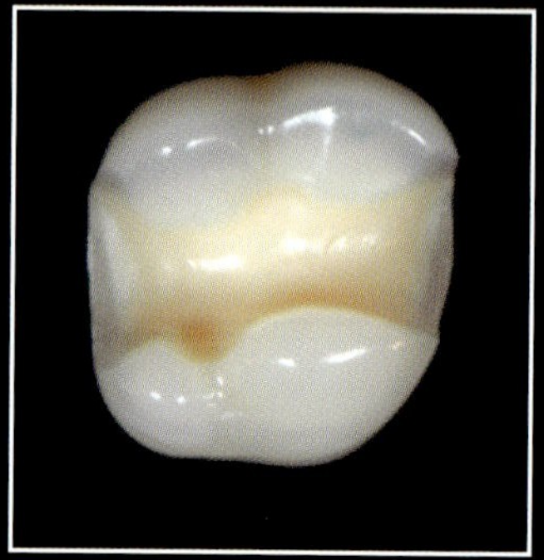

9 インレー "MODインレー"

- 引張応力から圧縮応力への変換を 考慮したプレパレーション
- 大臼歯に働く咬頭を含む歯形態の回復
- すべての頬舌面における漸縮形態と 滑らかな移行部分

|6 インレー
"MOD インレー"

　裂溝の最深部分から計測した最低の厚みは1.5mm から2.0mm

　イスムスにおける最低幅は 2 mm

　プレパレーションにおける辺縁は中央または外側における荷重ピーク領域にあってはならない

　象牙質支持のある残存歯質の最小値は2.5mm

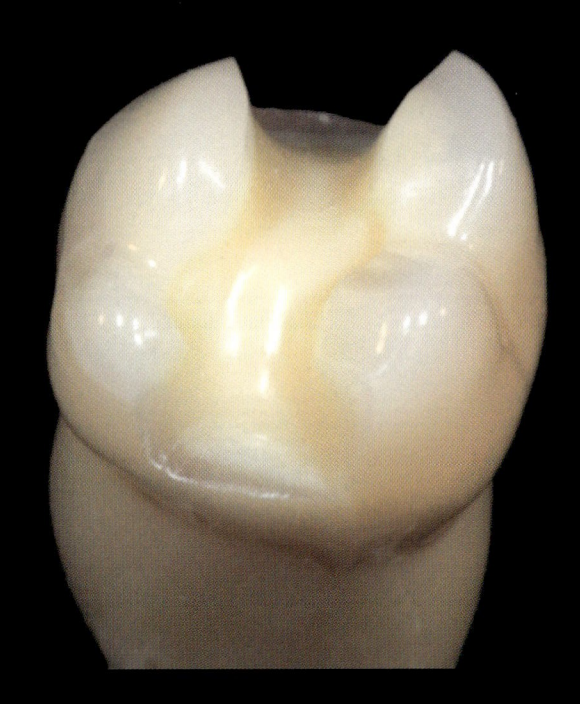

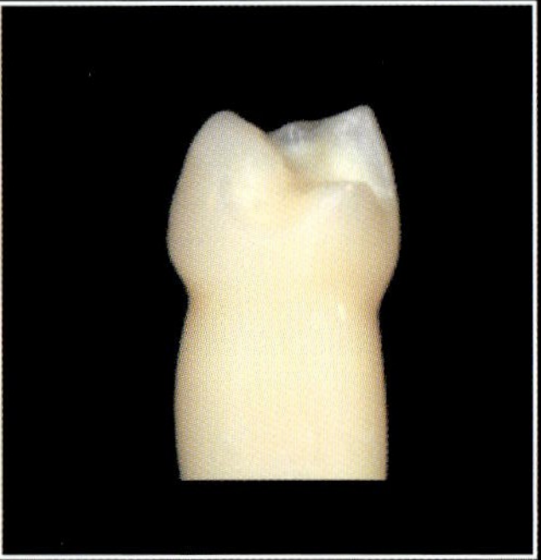

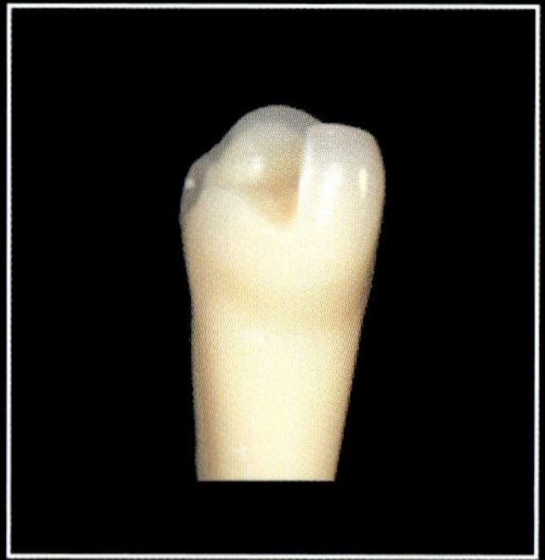

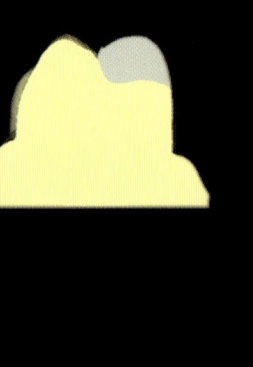

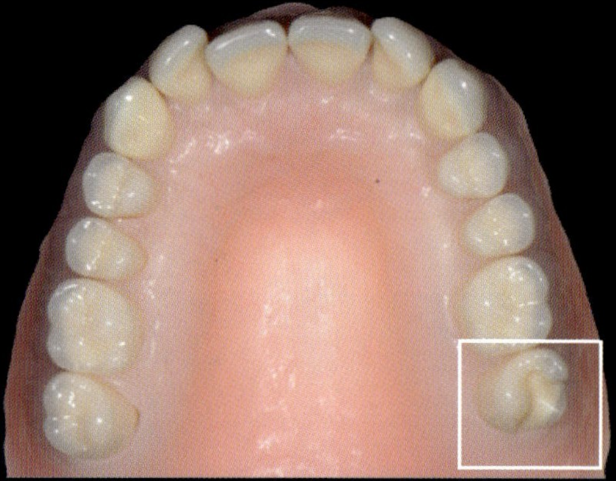

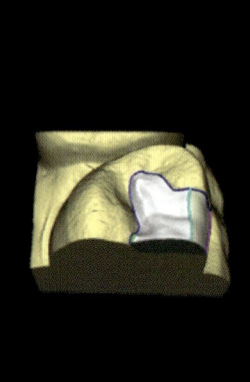

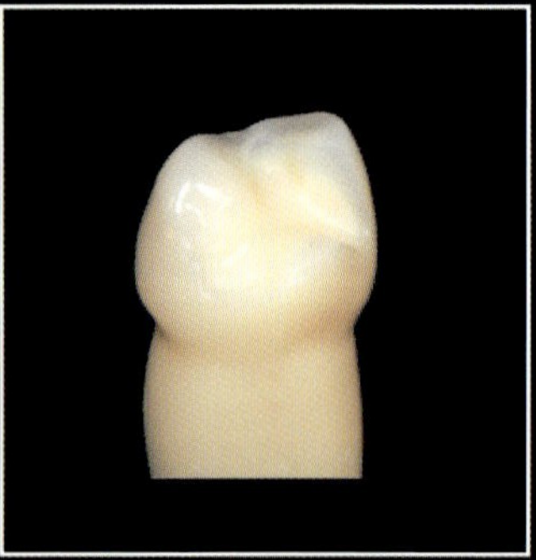

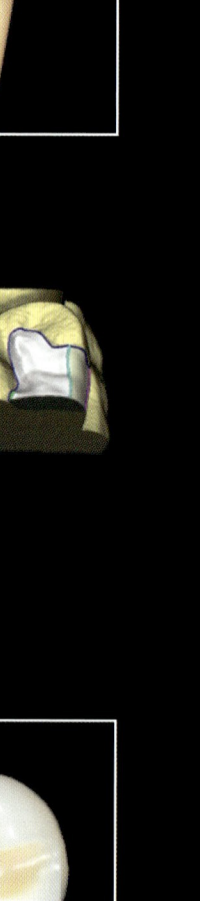

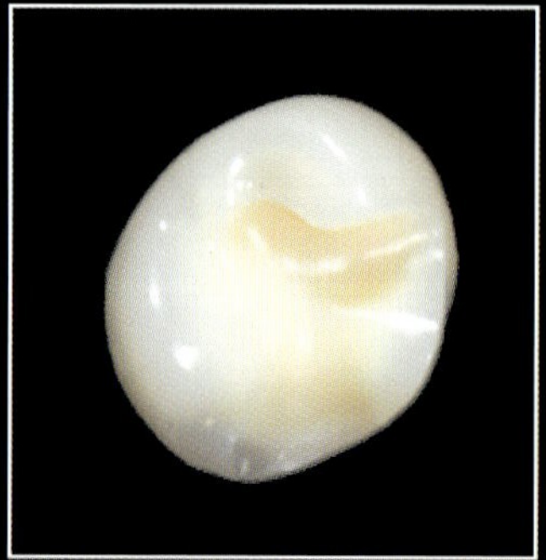

7 アンレー "バーティカルアンレー"

- 歯質の保存
- 引張応力から圧縮応力への変換を発揮したプレパレーション
- 咬合面のプレパレーションによる咬頭被覆

7 アンレー
"パーシャルアンレー"

喪失してしまった咬頭の領域における凸面のプレパレーションによる支台歯形態

不利に働く箱型支台歯形成の回避

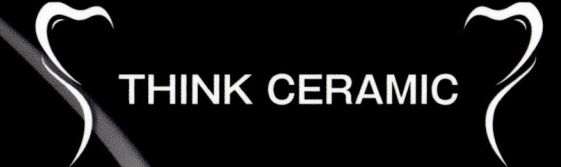

THINK CERAMIC

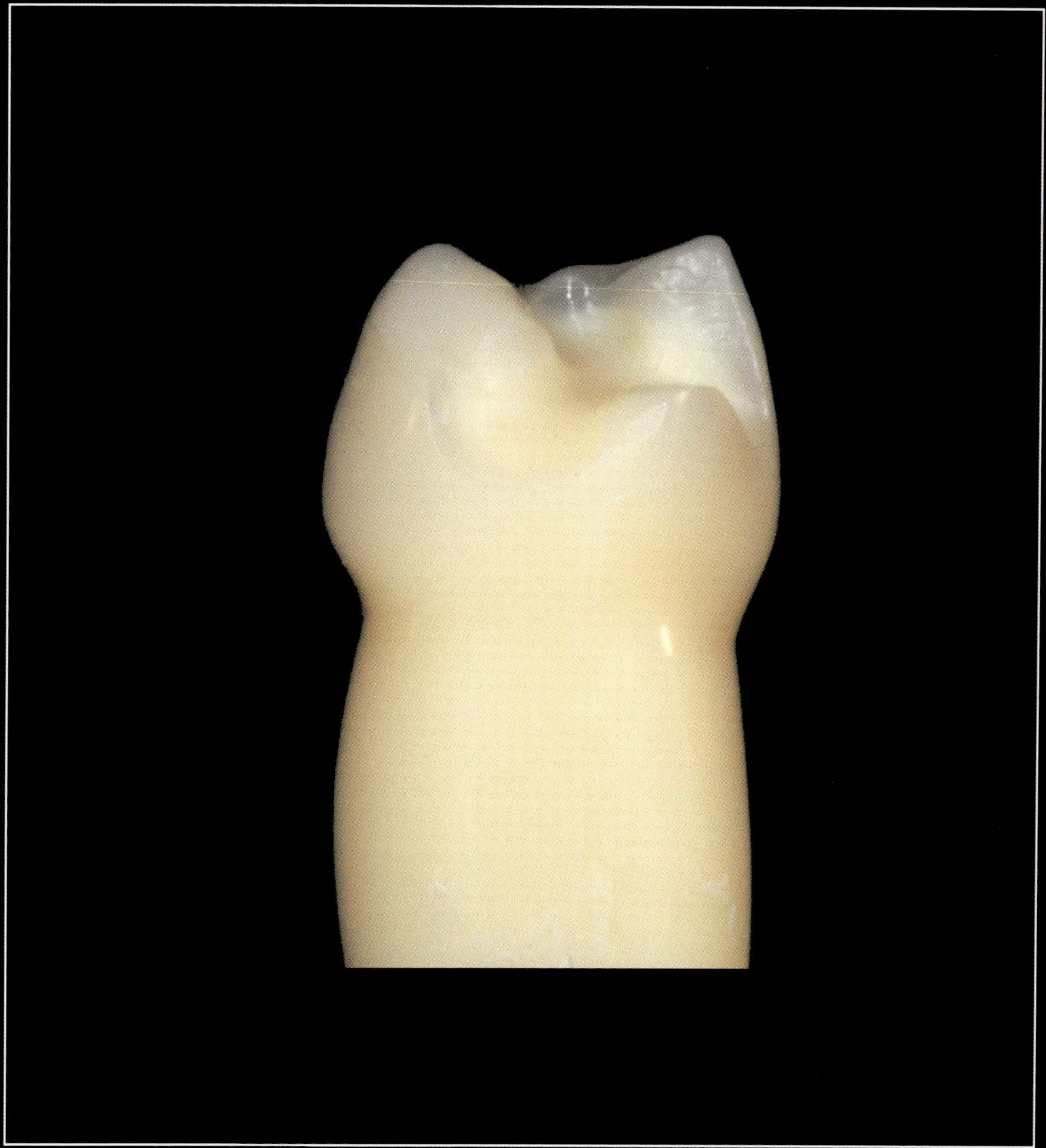

個々のモデル

車本機設

7 エンドクラン
6 クラン
4 アシレー、ロ輪側吸頭接護
3 ロ輪側ラミネートエニア
2 ラミネートエニア
1 拘嗣クラウン
4 アシレー、純側吸頭接護
6 MOD インレー
7 アシレー、減少純側吸頭接護

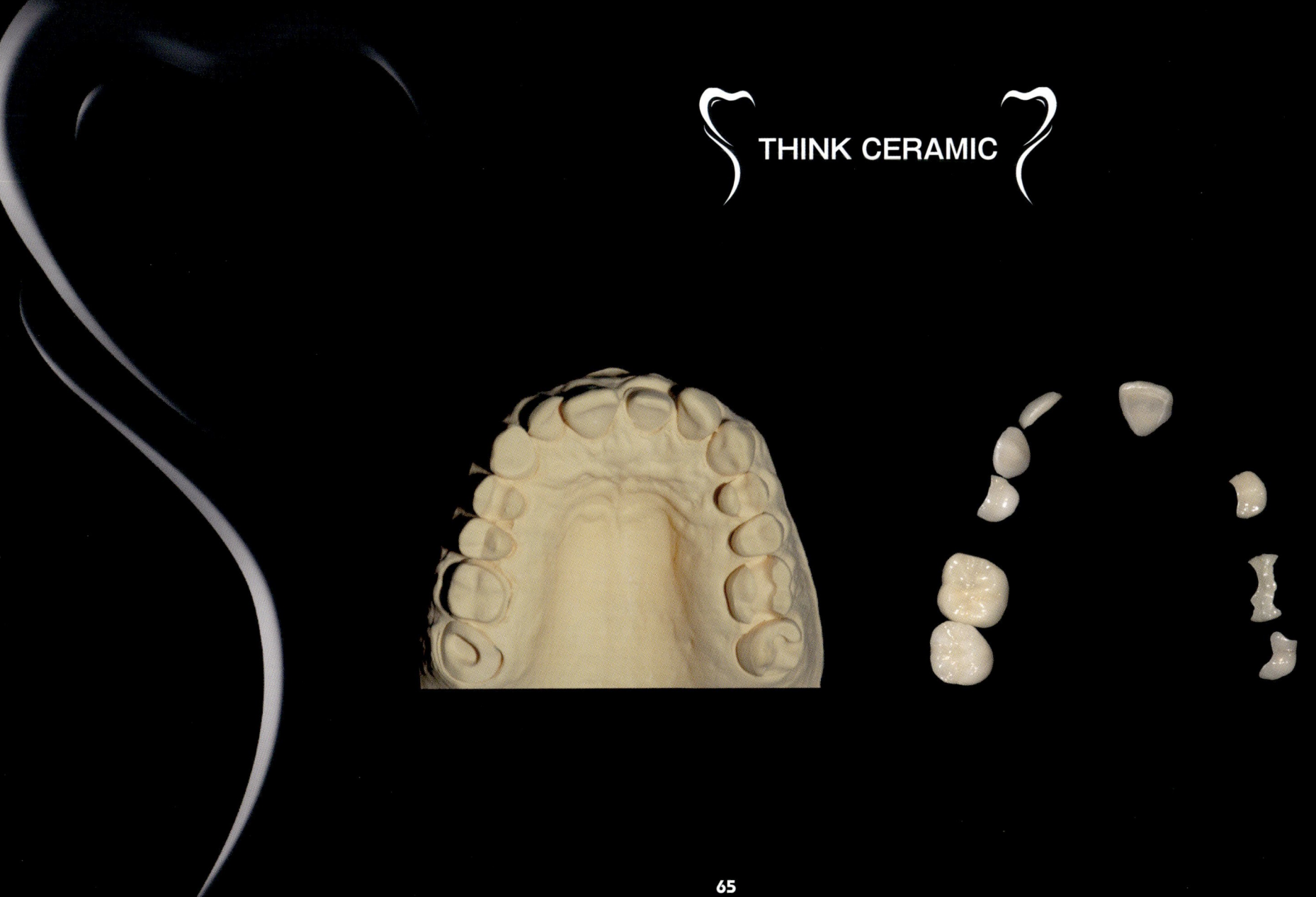

THINK CERAMIC

個々のモデル

高度なケース模型

6| 咬合側のラミネートベニア
4| アンレー，口蓋側咬頭被覆
3| 口蓋側ラミネートベニア
2| ラミネートベニア
1| 遠心切縁ラミネートベニア
|1 前歯クラウン
|2 切歯切縁を保存したままのラミネートベニア
|3 接触点を喪失した中でのラミネートベニア
|4 アンレー，頬側咬頭被覆
|5 クラウン
|6 アンレー，頬側－近心と頬側－遠心咬頭被覆
|7 アンレー，頬側－遠心咬頭被覆

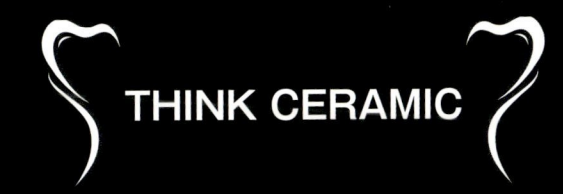

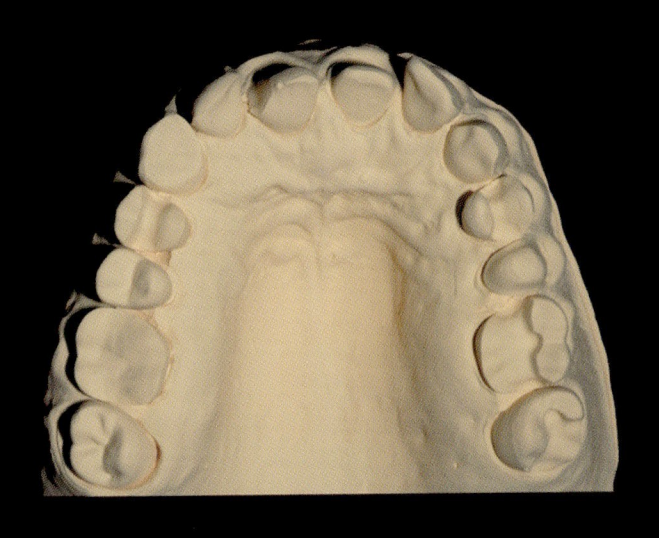

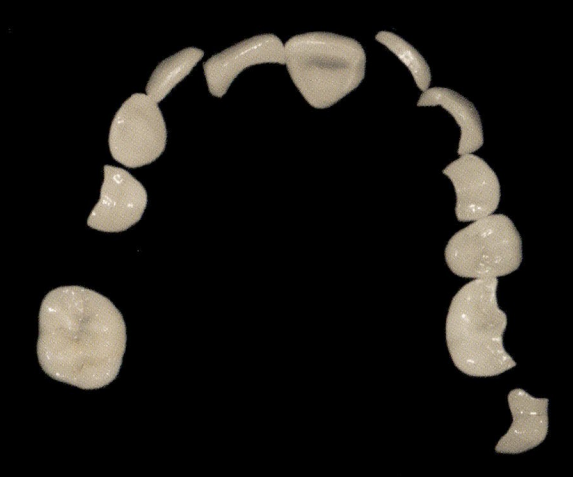

THINK CERAMIC

参考文献

Arnetzl GV, Falkensammer F, Arnetzl G, Bratschko RO. Bruchlastuntersuchung von vollkeramischen Inlays in Abhängigkeit von der Präparationsform. Z Stomatol. 2007 ; 104 : 144-145.

Arnetzl G, Arnetzl GV. Konstruktionsüberlegungen für industriell hergestellten vollkeramischen Zahnersatz. Digital Dental News. Jahrgang (Juli). 2007 ; 1 : 48-52.

Arnetzl GV, Arnetzl G. Design of preparations for all-ceramic inlay materials.Int J Comput Dent. 2006 ; 9(4) : 289-298.

Banks RG. Conservative posterior ceramic restorations: a literature review. J Prosthet Dent. 1990 ; 63(6) : 619-626.

Côtert HS, Sen BH, Balkan M. In vitro comparison of cuspal fractureresistances of posterior teeth restored with various adhesive restorations. Int J Prosthodont. 2001 ; 14(4) : 374-378.

参考文献

Dérand T. Analysis of stresses in the porcelain crowns. Odontol Revy. 1974 ; 25 : 27.

Dumfahrt H, Schaffer H, Manhartsberger C. Die Anwendung moderner keramischer Materialien in der Inlay-Onlay-Technik. Z Stomatol. 1989 ; 86(4) : 223-232.

Esquivel-Upshaw JF, Anusavice KJ, Yang MC, Lee RB. Fracture resistance of all-ceramic and metal-ceramic inlays. Int J Prosthodont. 2001 ; 14(2) : 109-114.

Jackson RD. Indirect resin inlay and onlay restorations: a comprehensive clinical overview. Pract Periodontics Aesthet Dent. 1999 ; 11(8) : 891-900.

Joynt RB, Wieczkowski G Jr, Klockowski R, Davis EL. Effects of composite restorations on resistance to cuspal fracture in posterior teeth. J Prosthet Dent. 1987 ; 57(4) : 431-435.

Lutz F, Krejci L, Barbakow F.Quality and durability of marginal adaptions bonded composite restorations. Dent Mater. 1991 : 7 (2) : 107-113.

Niederl G. Die Bruchfestigkeit von Vollkeramikkronen in Abhängigkeit von der Präparationsform. Diplomarbeit Univ. Klinik ZMK Graza, 2007.

Güß PC. Einfluss unterschiedlicher Präparationsformen auf die Überlebensrate und Bruchfestigkeit vollkeramischer Prämolarenteilkronen. Universitätsklinik für Zahn-, Mund und Kieferheilkunde der Albert-Ludwigs-Universität Freiburg. 2003.

Ott P, Lauer HC. Präparationstechnik für metallkeramische und vollkeramische Restaurationen. Quintessenz. 1996 : 47(5) : 623-640.

Verband der Keramischen Industrie e.V. Brevier Technische Keramik: 2003. Selbstverlag, Selb, 2003, 160-173.

翻訳によせて

　私がGerwin Arnetzl先生の本書を初めて拝見したのは，2009年の秋，ヨーロッパのリヒテンシュタインにあるIvoclar Vivadent本社でICDEのインストラクターから紹介された時だった．

　浅学菲才の私は，それまでGerwin Arnetzl先生に対する認識を全く持っていなかった．しかし，その日その時目にしたプレパレーションの美しさとオールセラミックに関する知識・理解の深さに深く感銘し，どうしても日本で入手して手本としたくなってしまったのである．

　本書はヨーロッパでは知る人ぞ知る，"名著"であるようだが，大手出版社からの刊行ではなかったために，日本での入手も困難を極めた．しかし，Ivoclar Vivadent社の現地スタッフや大友修一郎先生のご尽力により幸いにも手にすることができた．そうなるとますます中身を知りたくなり，難解なドイツ語の翻訳に悪戦苦闘の日々が始まった．

　その概略が掴めてきた頃，細山愃先生のご配慮で，クインテッセンス出版(株)の佐々木一高社長とお会いする機会があり，本書の素晴らしさを伝えたところ，日本語版を出版する栄誉を授かった．

　オールセラミックによる修復治療を成功させるためには，プレパーションと接着に尽きると言っても過言ではない．形成の原理，原則は理解できているつもりでも，既存の修復からの再修復を余儀なくされるケースやう蝕の位置や大きさによっては，オールセラミックの理想的なプレパレーションとなると実際迷うこともある．

　本書は，クラウンやインレー，アンレー，ラミネートベニアまで，普段われわれが遭遇するプレパレーションのあらゆるケースが網羅されており，チェアサイドでそのプレパレーションデザインのイメージを連想させてくれる．また，近年はCAD/CAMが普及し，その機械的特性も配慮したオールセラミックのプレパレーションも要求される時代でもある．

　歯牙・接着セメント・セラミックが三位一体となって，初めてオールセラミックの魅力は発揮する．本書はそれぞれの解剖学的・化学的・理工学的特性を考慮したプレパレーションを導いてくれる．

　なお，原書は著者のアートスティックに仕上げたい意向と読者がプレパレーションデザインをイメージしやすいように非常に簡潔な文章で書かれているためアトラスの性格が強く，説明不足を感じる読者もいるかもしれないがご容赦願いたい．

　最後に，ドイツ語に対峙し困惑する私を支えてくださった，クインテッセンス出版の佐々木社長，本書の編集に携わっていただいた江森かおりさん，Ivoclar Vivadentならびにシロナデンタルシステムズ(株)の社員の皆さま，御指導を賜りました山﨑長郎先生，南昌宏先生に心から感謝申し上げたい．

2011年4月　篠原俊介

訳者略歴

篠原　俊介（しのはら　しゅんすけ）
1991年　明海大学歯学部卒
1991年　財団法人勤労者医療会代々木歯科勤務
1995年　埼玉県朝霞市開業
2004年　医療法人社団嶺志会設立
2010年　東京都港区西麻布分院開業
現在に至る

【主な所属学会】
日本顎咬合学会指導医，日本再生医療学会，日本口腔インプラント学会，日本歯周病学会，
日本歯科 CAD/CAM 学会，新潟 SJCD 会員，EAO，ITI，OJ Active member

オールセラミック修復のためのプレパレーションガイドライン

2011年6月10日　第1版第1刷発行

著　　者　Gerwin Arnetzl／Gerwin V.Arnetzl

監　　訳　篠原　俊介

発 行 人　佐々木　一高

発 行 所　クインテッセンス出版株式会社
　　　　　　東京都文京区本郷3丁目2番6号　〒113・0033
　　　　　　クイントハウスビル　電話 (03)5842・2270(代表)
　　　　　　　　　　　　　　　　(03)5842・2272(営業部)
　　　　　　　　　　　　　　　　(03)5842・2279(書籍編集部)
　　　　　　web page address　http://www.quint-j.co.jp/

印刷・製本　サン美術印刷株式会社

©2011　クインテッセンス出版株式会社　　　　禁無断転載・複写
Printed in Japan　　　　　　　　　　　落丁本・乱丁本はお取り替えします
　　　　　　　　　　　　ISBN978・4・7812・0204・4　C3047

定価はカバーに表示してあります